「もう治らない」とあきらめていた

アトピー　ニキビ　かゆみ

肌の悩みの治し方

医学博士・うるおい皮ふ科クリニック院長
日本皮膚科学会認定皮膚科専門医
豊田雅彦

池田書店

はじめに

患者さんと医師が覚悟を決め治ると信じたときから好転していく

私はこれまで、『頑固なかゆみもアトピーも1分肌活で必ずよくなる』（三笠書房）、『新しい皮膚の教科書　医学的に正しいケアと不調改善』（池田書店）を出版しています。今回この本を書こうと思ったのは、前回の本では書き切れなかった「皮膚と心の関係」をぜひみなさんにお伝えしたいと考えたからです。

皮膚疾患は治りにくいものが多く、何年、何十年と悩んでいる方がたくさんいます。ところが、複数の皮膚科を受診しても、どんな治療をしても治らなかった患者さんが、あるときを境に劇的に良くなっていく瞬間を何度も目にしてきました。

私は初診のときに、患者さんの話を徹底的にお聞きすることにしています。どのような症状にどのくらいの期間、どんなふうに悩んできたのか。患者さんごとに、異なるストーリーがあります。ひと通りお聞きしたら、私なりの治療計画についてお話しします。そして「必ず治します。ただし1つだけお願いがあります。『治った』という判断を自分でしないでほしいのです。「私がしますから」とお伝えします。

私は特別な治療をしません。患者さんにとっては、それまでしてきた治療法と変わらないこともあるでしょう。そのため最初は、「治るはずがない」と疑心暗鬼の方が多いです。しかし、何度か通っていただくうちに、「もしかしたら治るかもしれない」と希望を持ち始め、患者さんの表情が変わるのがわかります。

患者さんと私との間に、信頼関係ができたと感じる瞬間です。その日を境に患者さんの皮膚の状態は、めきめきと好転していくのです。

初めは疑いつつも、私が「治りましたよ」と言うまで諦めずに治療を続けてくださる患者さんの粘り強さと積み重ねの成果です。

脳と皮膚はつながっている

近年、脳—皮膚相関ということが言われるようになりました。ですが私はそれよりずっと以前から、脳（ストレス）と皮膚のつながりを実感してきました。これまでは皮膚と心の問題は別々に語られてきましたが、それでは皮膚疾患は治せません。

患者さんと医師が、「治る」と信じ、「治そう」と覚悟したときから治療は始まります。多くの皮膚疾患は治療に長い時間がかかりますし、原因がはっきりしないものも少なくありません。治療に疲れ、「やっぱり治らない」と投げ出したくなる瞬間が誰にでも訪れます。そんなときに、心理的にサポートすることも医師の仕事です。

患者さんの心が穏やかであれば皮膚も健やかさを取り戻します。皮膚が健康になれば、心にも良い影響を及ぼします。

もちろん精神論や根性論だけで難治の皮膚疾患は治りません。医学的なアプローチは不可欠です。医師はつねに原因の究明と新しい治療法の探索を怠ってはいけません。

私が「かゆみ専門」の皮膚科医になったワケ

私が皮膚科医になったのは30年以上前のことです。大学の医学部を卒業して4年目にボストン大学に留学し、かゆみの研究に没頭しました。その成果が認められて、国際皮膚科学会で最優秀研究に3度選ばれました。また、ボストン大学で日本人として2人目のフェロー（上席特別研究員）という栄誉もいただきました。私が研究してきたことを世の中に還元したいと思い帰国しましたが、当時の日本には、かゆみを専門とする医師がほとんどいなかったのです。であれば、私がやろうと決意しました。

「かゆくて生きていく気力もない」
「どこの病院に行っても治らない」
「生涯治りませんと医師からさじを投げられた」

そんな、医療難民とも言える患者さんたちを救いたい。その一心で、私は2005年にうるおい皮ふ科クリニックを開業しました。

忘れ得ぬ患者さんたち

長年、アトピー性皮膚炎に苦しんでいる患者さんがいました。この患者さんは、高額な新薬の使用を迷っていましたが、長年の苦しみがこれで解消するかもしれないと、一縷《いちる》の望みをかけて使用に踏み切りました。私も、絶対に後悔させることのないよう、全力を尽くす覚悟でおすすめしました。その結果、劇的に新薬の効果が現れ、今では過去にアトピー性皮膚炎だったことがわからないほどきれいな状態になっています。

この患者さんがふとつぶやいた、「かゆみのない人生って、とっても楽で良いものですね」という言葉は忘れることができません。それまで、患者さんがどれだけ苦労されてきたことかと胸に迫るものがありました。それと同時に、医師として、患者さんの人生が良い方向に向かうことに貢献できたと、深い感動を覚えました。

円形脱毛症になり、お風呂の排水溝に溜まった自分の髪の毛を見るのが恐怖だとおっしゃっていたある女性は、SADBE《サドベ》という治療法によって非常に良くなりました。最後の診察日に「今までよくがんばりましたね」と言うと、号泣され、私と看護師に感謝のお手紙をくださりました。それは私の宝物になっています。

ニキビに悩んで、「鏡を見るたび死にたくなる」と言っていた高校生は、週1回の治療と毎日のスキンケアを欠かさず続けてくれました。今ではきれいな肌になって大学生活を謳歌しています。「死にたい」と言っていた頃の面影はどこにもありません。

本書では、治りにくい皮膚疾患やかゆみを解決する具体的な治療法、セルフケアの方法、話題の新薬などについて取り上げています。また、一度は「もう治らない」と諦めてしまった患者さんたちが、地道で長い治療を共に乗り越え、粘り勝ちした「復活への道のり」も紹介しています。

皮膚疾患からの復活は、「スキンケアを含む治療＋インナーケア＋心の健康」の3本柱がポイントです。そのコツを知り、健康な皮膚を取り戻し、悩んでいた記憶さえも消し去りましょう。みなさんの皮膚の復活への道のりを全力でサポートします。

うるおい皮ふ科クリニック　院長　豊田雅彦

はじめに
患者さんと医師が覚悟を決め
治ると信じたときから好転していく……2

PART 1 アトピーからの復活

アトピーってどんな病気？
悪化と寛解を繰り返す原因不明の慢性皮膚疾患……16

アトピーが治りにくい理由
隠れ炎症に気づかず薬を塗るのをやめてしまう……18
強くかいてしまい皮膚バリアを壊してしまう……20
インターネットの誤った情報で
悪化させてしまう……22
薬の正しい使い方を知らない……24
ストレスがかゆみを引き起こし
アトピー性皮膚炎を悪化させる……27

アトピーの治療方法
症状の現在地を知りゴールを設定する……29
ステロイド外用薬と抗ヒスタミン薬で
とにかく炎症を抑える……32
生物学的製剤やＪＡＫ阻害薬で
治療の選択肢が増えた……35

アトピーのよくある勘違い
「民間療法と脱保湿ですぐに治る」は嘘……38
「ステロイド外用薬にはひどい副作用がある」は嘘……40

アトピーに良いスキンケア
体は手でやさしく「なで洗い」……42
石けんは１日１回まで
保湿は１日２回！
１回よりもうるおうと証明済み……44
日焼け止めは朝１回でＯＫ
ただし通年塗るのがコツ……46

アトピー　肌復活への道のり
ステロイド内服薬、シクロスポリンも効かず
デュピルマブで劇的な効果が……48

Column ステロイド外用薬に関するQ&A …… 50

PART 2
かゆみからの復活

かゆみってどんな病気?
見た目はなんともないのに強いかゆみがわいてくる …… 52

かゆみが治りにくい理由
原因が見つかりにくく薬が効かない場合もある …… 54

かゆみの治療方法
あらゆる角度から原因を探る …… 56
抗ヒスタミン薬の処方と保湿が基本 …… 58
内臓疾患、ドライスキンの有無で治療法は異なる …… 60

かゆみのよくある勘違い
悪性腫瘍が原因? 入浴剤やアロマで治る? …… 62

かゆみに良いスキンケアと生活習慣
保湿をコツコツ積み重ね皮膚のうるおいを維持 …… 64

かゆみ　肌復活への道のり
薬とサプリメントの服用が原因
スキンケアと標準治療で顕著に寛解へ …… 66
原因不明、難治性の痒疹が漢方薬の処方で
劇的に快方へ …… 68
Column 漢方薬は治療薬と併用すると良い …… 70

PART 3
ニキビからの復活

ニキビってどんな病気?
毛穴詰まりから始まるアクネ菌による炎症 …… 72

ニキビが治りにくい理由
面皰を退治しない限り
新しいニキビが生まれ続ける …… 74

多くの人がいずれ治ると思い
適切にケアできていない……76
インターネット情報をもとに
ケアをして悪化させる人が多い……78

ニキビの治療方法

今のニキビの状態をまずは知る……80
抗面皰薬は「チョン乗せ法」から始める……82
1日や1週間では治らない
寛解には1年かかると覚悟して……84
ニキビ治療の方法はたくさんあれども進歩は遅め……86

ニキビのよくある勘違い

「ニキビはつぶすと早く治る」
「便秘がニキビを作る」は嘘……90

ニキビに良いスキンケア

ニキビ予防の基本は1日2回のダブル洗顔……92

ニキビ 肌復活への道のり
標準治療、漢方薬、美容医療を駆使して寛解へ……96

2週間ごとの診療時に治療法を見直し
効果のある治療を模索し続けた……98
Column 地道なスキンケアと治療で必ず良くなる……100

PART 4 手荒れからの復活

手荒れってどんな病気?

バリア機能の低下で起こる湿疹や水疱、
ひび割れ、かゆみ、痛み……102

手荒れが治りにくい理由

手は毎日使うもの
原因を取り除くことはむずかしい……104
原因物質の特定にとにかく時間がかかる……106

手荒れの治療方法

原因の究明と手の保護による炎症・かゆみの改善……108
ゴールは完治ではなく寛解……110

手荒れのよくある勘違い
「とにかくハンドクリームを塗れば良くなる」は嘘 112
手荒れに良いスキンケア
マッサージで血行促進　爪も一緒に保湿する 114
手を刺激から守る日常生活の工夫のコツ 117
手荒れ　肌復活への道のり
薬による治療とスキンケア
手袋を使った手の保護が効果を発揮 120
Column 汗疱、異汗性湿疹、手湿疹の違い 122

PART 5
乾癬からの復活

乾癬ってどんな病気？
皮膚のターンオーバーサイクルが
異常に短くなって起こる慢性疾患 124
乾癬が治りにくい理由
ストレスで悪化しやすく
心ない言葉に傷つく人も多い 126
生活習慣病との合併が多く
治療は一筋縄ではいかない 128
治ったと思って
途中で治療をやめてしまう人が多い 130
乾癬の治療方法
乾癬のタイプや原因となる環境因子を探す 132
患部の面積とＱＯＬで重症度を決める 134
重症度に応じて段階的な治療を行う 136
ここ10年で急激に進化
生物学的製剤の目覚ましい効果 138
普通の人と変わらない生活を
送れることがゴール 140
乾癬のよくある勘違い
「乾癬はうつる」は嘘 142

乾癬に良いスキンケア
ケブネル現象で新たに乾癬が生じないよう気をつける …… 144

乾癬に良い食事
低脂肪・高たんぱく食を摂り体の中から皮膚を良くする …… 146

乾癬に良い生活習慣
適度な運動、適量の飲酒、禁煙、入浴はぬるめのお湯に短時間で …… 148

乾癬 肌復活への道のり
シクロスポリンが効かず生物学的製剤で劇的に改善 …… 150

記憶に残る乾癬患者さん
難治の患者さんが長い治療の末に良くなるのが何より幸せ …… 152

Column 乾癬患者の悩みを解決する衣服ブランドが登場 …… 154

PART 6
円形脱毛症からの復活

円形脱毛症ってどんな病気？
心理的に大きな苦痛をともなう後天的な脱毛症 …… 156

円形脱毛症が治りにくい理由
自己免疫系、遺伝、ストレスなど要因は複数。でも根本原因は不明 …… 158
自分では見つけにくく発見が遅れがち …… 160
一度治っても再発や範囲が広がることが多い …… 162

円形脱毛症の治療方法
牽引試験とダーモスコピーで重症度の診断 …… 164
進行期はステロイド薬で炎症を抑える治療が主体 …… 166
注目される光線療法とＳＡＤＢＥ療法 …… 168

円形脱毛症　最新の治療法
新薬バリシチニブ（オルミエント®）に目覚ましい効果が……170
円形脱毛症のよくある勘違い
「育毛剤で円形脱毛症が治る」は嘘……172
円形脱毛症に良いスキンケア
処方薬を正しく使い頭皮を清潔に保つ……174
円形脱毛症　肌復活への道のり
SADBE療法で加速度的に回復へ……176
Column 医療用ウィッグは進化している……178

PART 7
多汗症からの復活

多汗症ってどんな病気？
痛くもかゆくもないのに生活に支障をきたす深刻な病気……180
多汗症が治りにくい理由
たくさん汗の出る原因がはっきりわからない……182
多汗症の治療方法
まずは多汗症かどうかを診断し次に重症度を判定……184
続発性なら原因疾患を治療し原発性なら外用薬を使用……186
永続的に治すなら手術を検討ただし、代償性多汗のリスクも……188
多汗症　最新の治療法
ここ数年で新薬が続々登場多汗症はコントロールできる時代……190
多汗症のよくある勘違い
「汗は完全に止められる？」いえ、止められません……192
多汗症に良いスキンケア
汗を放置すると雑菌が繁殖しにおいのもとになることも……194
Column わきがは清潔を保って改善。医療的な解決法も……196

PART 8
健やかな肌と心を保つ「栄養と生活」

脳・腸・皮膚相関
皮膚と腸、脳の深い関係……198

皮膚と栄養
オーダーメイドの栄養調整で腸から肌と心を健康に……201
アトピー性皮膚炎はビタミンDと鉄で皮膚を正常化……205
かゆみには、ビタミンB群で乾燥肌を改善するのが効果的……208
ニキビにはビタミンAで皮脂分泌を抑え、アクネ菌を退治……210
円形脱毛症は亜鉛でケラチンの合成を促す……212

皮膚と運動
適度な運動が大切！1日2000歩でも肌と心は喜ぶ……214

皮膚と長寿
健やかな肌を保つ習慣が健康寿命を延ばす……216

皮膚科医の選び方
信頼関係を築くのは、医師と患者、二人三脚の作業……218

おわりに
「肌の不調に悩んでいたことすら思い出さない」本当のゴールはそこにある……220

PART

1

アトピーからの復活

悪化と寛解を繰り返す原因不明の慢性皮膚疾患

新薬の登場で寛解への道が開けています

アトピー素因（アレルギー疾患を発症しやすい体質）や、皮膚バリアの機能低下などで炎症が起こり、かゆみのある湿疹を主な病変とする疾患です。湿疹は左右対称性に発生し、悪化と寛解を繰り返します。治りにくいのが特徴です。悪化の要因は、汗やハウスダスト、ダニ、細菌、カビ、ストレス、食べ物などさまざま。乳児の頃に発症し、多くは成長するにつれて症状が改善しますが、まれに成人しても治らない人、成人してから発症する人もいます。

皮膚は、セラミド（角質細胞間にある脂質）、**天然保湿因子、皮脂膜などで構成されているバリア機能によって、アレルゲンや細菌・ウイルスから守られています。**ですが、アトピー性皮膚炎の人は生まれつきセラミドなどが少ない上に、

皮膚バリアのしくみ

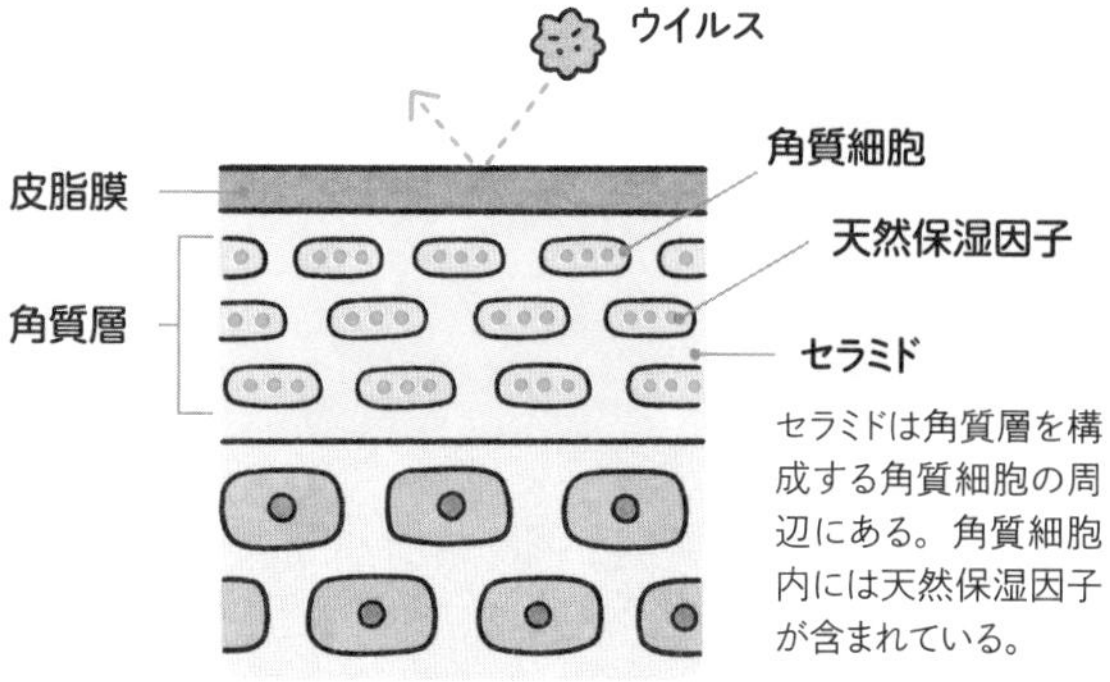

皮膚の表面には、3大保湿成分であるセラミド、天然保湿因子、皮脂膜があり、これらがバリアとなって肌を乾燥や異物の侵入から守っている。

皮膚をかき壊すことでバリア機能が低下し、さらに悪化します。長期間におよぶと皮膚が厚くなり（苔癬《たいせん》化《か》）、色素沈着を起こすこともあります。

治療は、保湿を中心としたスキンケアと、ステロイド外用薬（炎症制御）や、抗ヒスタミン薬（かゆみ止め）などによる薬物療法が中心です。ここ数年で効果的な新薬も登場しており、従来の治療法で改善が見られない難治性の場合は、生物学的製剤（バイオテクノロジーを用いた薬）の注射薬（デュピルマブ／デュピクセント®）や内服薬（JAK阻害薬）の使用が認められています。

隠れ炎症に気づかず薬を塗るのをやめてしまう

隠れ炎症を退治できれば症状は良くなります

アトピー性皮膚炎は、表面的には治ったように見えても皮膚の中で隠れた炎症が続いていることがあります。これを「隠れ炎症」と言います。隠れ炎症を抑えない限り、再発し、悪化と寛解を繰り返すことになります。

一見、症状がない時期でも予防的に少量のステロイド外用薬を塗り続けましょう。そうして良い状態をキープする（寛解維持と言う）治療法をプロアクティブ療法と呼び、アトピー性皮膚炎の治療法の主流となっています。

従来の治療の主流はリアクティブ療法と呼ばれるものでした。肌の状態が悪くなったときにだけステロイド外用薬を塗る方法です。しかし、この方法では、炎症の再燃を繰り返し、一向に良くなりませんでした。

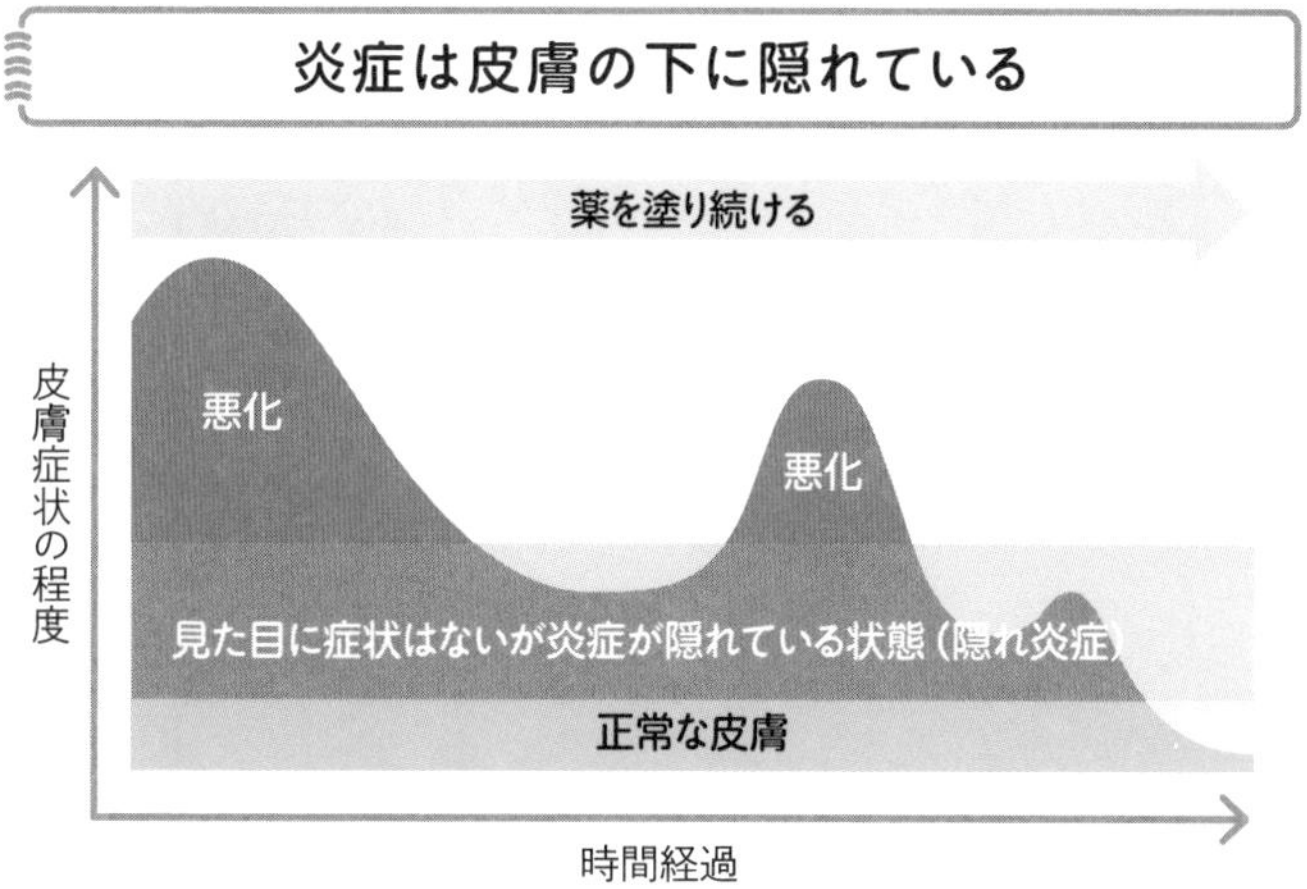

薬を塗り続けることで、隠れ炎症が再燃する頻度も減る。最終的には薬の量も減らすことができる。

プロアクティブ療法は、治療の最初の段階で、十分なステロイド外用薬を使用し、炎症が消えて肌がつるつるになるところまでを目指します。これを寛解導入（炎症を落ち着かせ寛解に持ち込むこと）と言います。このとき、肌の表面に赤みとかゆみがなくても炎症の火種は隠れています。これを鎮めるためにステロイド外用薬を塗り続けます。

炎症が再燃する前から薬を塗ることで症状の再発や悪化を防ぎ、日常生活に支障がない状態を継続します。この寛解維持が治療のゴールです。

強くかいてしまい皮膚バリアを壊してしまう

かいてもいいんです。かき方が重要です

アトピー性皮膚炎は、かけばかくほど悪化します。特にかゆくなるのは就寝時です。ある患者さんは、眠っている間にかいてしまい、朝起きて血だらけのシーツを見て「またかいちゃった……」と自己嫌悪に陥ると言っていました。かゆみは、痛みよりも堪《た》えがたいと言われます。すでに自己嫌悪に陥っている患者さんに「かいてはダメ」というのは酷です。ですから私は「かいてもいいですよ。ただし、皮膚をできる限り傷めないようにかいてね」と言います。かくとしても血が出るほど〝かきむしらない〟。爪は短く切っておきましょう。就寝時に木綿の手袋を着用し、はずれないように手首にテープなどで軽く留めるのもおすすめです。また、**かく代わりにさすることでかゆみを紛らわせる**

かゆみを抑える工夫

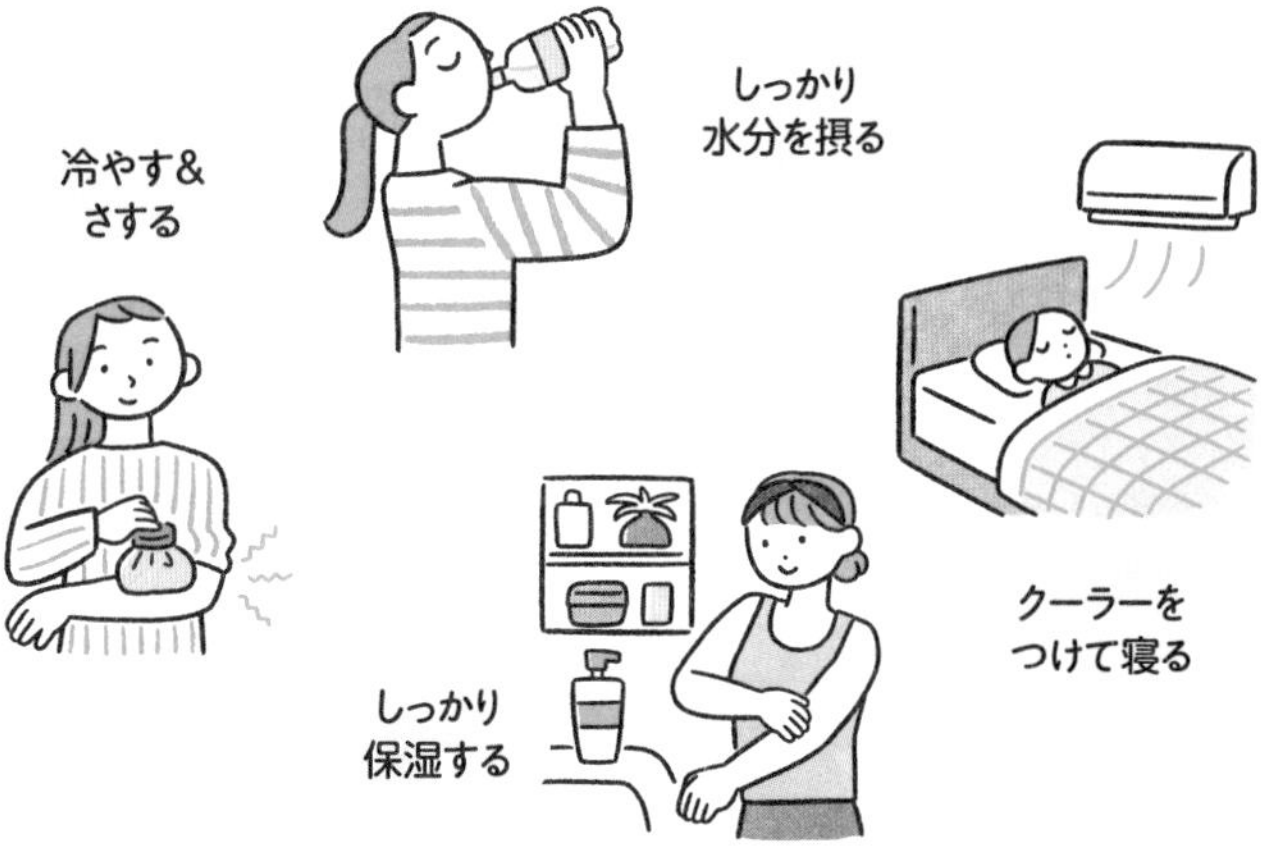
しっかり
水分を摂る
冷やす&
さする
クーラーを
つけて寝る
しっかり
保湿する

方法もあります。冷たいタオルや保冷剤をあてて冷やすことでも、かゆみは抑えられます。夜、暑くて寝汗をかき、体がかゆくなるようであれば、クーラーをつけて寝てもいい。ただ、肌が乾燥しますから、起きたらしっかり保湿をすることです。

アトピー性皮膚炎は、保湿をして肌を乾燥させないことが大事です。化粧水で水分を補い、水分が蒸発しないように乳液やクリームでふたをするのが基本です。飲料などで水分を十分に摂って、体の中から水分を補充することも効果的です。

インターネットの誤った情報で悪化させてしまう

「だしいりたまご」が合言葉です

インターネットでアトピー性皮膚炎について徹底的に調べ、間違った治療を自己流で行って、かなり悪化してから初めて医療機関を訪れる方も少なくありません。いわば誤情報の被害者であり、これも治りにくさの一因です。

インターネット上に氾濫する間違った情報を、1つひとつチェックして削除していくことは不可能です。だから私は患者さんに、正しい医療情報を見極めるポイントとして、「だしいりたまご」という合言葉を伝えています。

「だ＝誰が言っているか」「し＝出典を調べることは基本中の基本」。意外と見落とされがちなのが「い＝いつ発信されたか」ということ。医療技術は日進月歩です。5年前の情報でも古すぎる可能性があります。また、「り＝リプ

インターネット情報を見極める合言葉

だ 誰が言っている?

し 出典はある?

い いつ発信された?

り リプライ(返信)欄にどんな意見がある?

た 叩き(攻撃)が目的ではない?

ま まずはいったん、保留にしよう

ご 公的情報は確認した?

※2020年5月5日放送『フェイク・バスターズ』(NHK)より、外科医・山本健人氏が考案。

ライ(返信)欄で、複数の人の意見を確認する」ことも大事です。

最近、ブリーチバス療法(次亜塩素酸水を使った入浴)はアトピー性皮膚炎に効果があるという記事がインターネット上に出て話題になりました。実際に試して良くなったという書き込みもありました。出典を探すと、海外では効果があったという論文が出ていますが、日本人を対象とした研究はありません。

ほかにも誤情報はたくさんあります。安易に試す前に、ぜひ皮膚科医に診てもらいましょう。そのほうが解決も早いはずです。

薬の正しい使い方を知らない

薬は正しく使ってこそ最大効果を発揮します

アトピー性皮膚炎では、「スキンケア」と「ステロイド外用薬による炎症の制御」が治療の基本です。どちらか一方だけでは良くなりません。

薬は、医師の指導に従って正しく使いましょう。処方は正しいのに良くならない人は、薬の使い方を間違っていることが多いのです。後述の10原則（26ページ参照）をもとに正しく塗りましょう。医師は患者さんごとに症状に合った薬を処方していますから、塗る量や回数を自己判断で変えてはいけません。5㎜口径のチューブ剤なら、人差し指の第1関節までの長さを出し、大人の両手のひら分の面積に塗るのが適量です（ワンフィンガーチップユニット／1FTU）。

アトピー性皮膚炎は、スキンケアも非常に重要です。ポイントは「清潔（洗浄）

ステロイド外用薬の適量

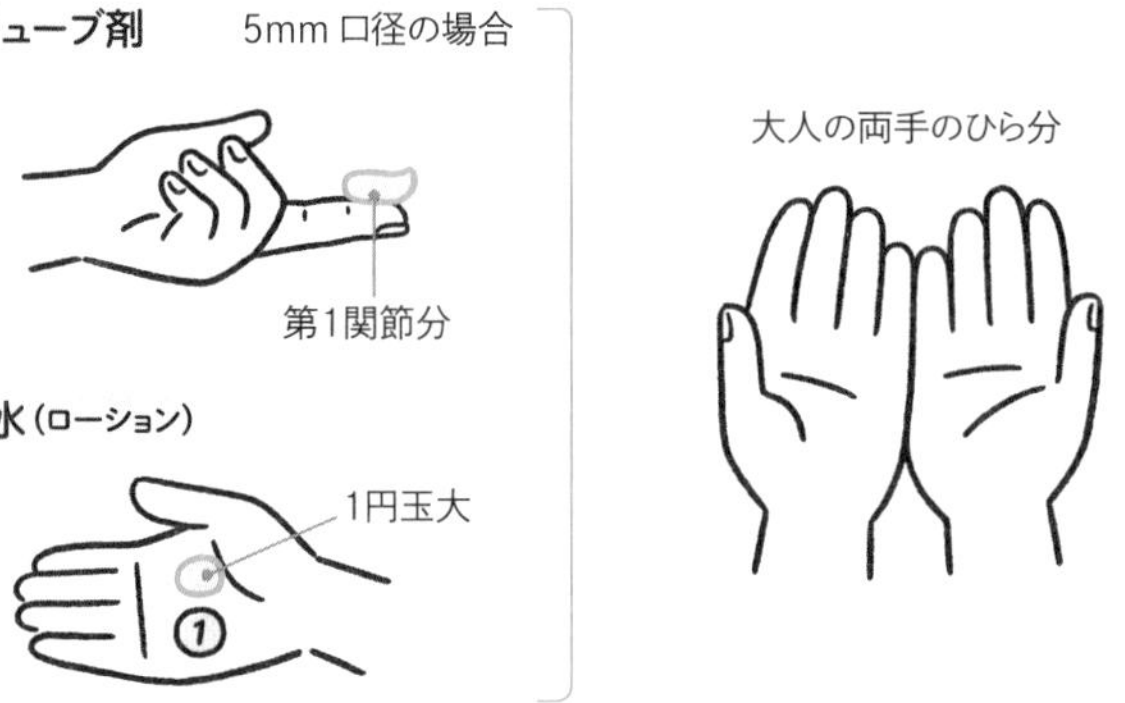

チューブ剤は人差し指の第1関節まで、5mm 口径のチューブから出した分（約 0.5g）が適量。化粧水（ローション）は1円玉大程度（約 0.5 g）が適量。

+保湿」。朝と夜の2回が理想です。

汗や汚れを洗い流して肌を清潔にし、その後は化粧水（ローション）や乳液でしっかり保湿してください。清潔だけ、保湿だけでは効果も半減です。汚れた肌を保湿しても保湿剤が浸透しませんし、清潔にしても保湿をしなければ皮膚からどんどん水分が蒸発してしまいます。「清潔と保湿はセットで」と覚えましょう。

面倒だと思うかもしれませんが、スキンケアをしなければいつまでも良くなりません。まずは1週間、次は1カ月と継続し、習慣にしましょう。

ステロイド外用薬の正しい塗り方10原則

1 ステロイドの強さ、塗る回数、使用量、使用部位、使用期間は医師の指示に従い必ず守る

2 定期的に通院して、医師の指示を受ける

3 処方されたステロイド外用薬の強さのレベルを必ず確認する

4 かゆみや炎症が治まっても、自己判断で薬をやめない

5 炎症が起きているところだけでなく、症状が軽いところ、今はないがかつてあったところにも塗る（プロアクティブ療法）

6 ステロイド外用薬は他人からもらわない、ゆずらない

7 市販のステロイド外用薬を使用する場合は医師に相談する

8 清潔な皮膚にていねいにまんべんなく塗る

9 ほかの軟膏やクリームと併用するときは塗る面積の広いほうから塗る

10 保湿剤（化粧水など）→ステロイド外用薬→保護剤（乳液、クリームなど）の順に塗る

アトピーが
治りにくい
理由

ストレスがかゆみを引き起こしアトピー性皮膚炎を悪化させる

ストレスの正体を知りましょう

アトピー性皮膚炎は皮膚疾患ですが、日本心身医学会によると心身症の症状の1つに分類されています。私も、多数の事例から、心の状態と皮膚の症状には相関関係があるのではないかと思うようになりました。確かに、ストレスはアトピー性皮膚炎を悪化させます。

患者さんに話を伺っていると、就職や転職、転勤、進学、受験、引っ越しなどをきっかけに、症状が良くなった、悪くなったというケースが多々あります。

ストレスを受けると、コルチゾールやアドレナリン、ノルアドレナリンといったストレスホルモンが分泌されます。ストレスが続いて、これらのホルモンが増

ストレス耐性の低い人の特徴

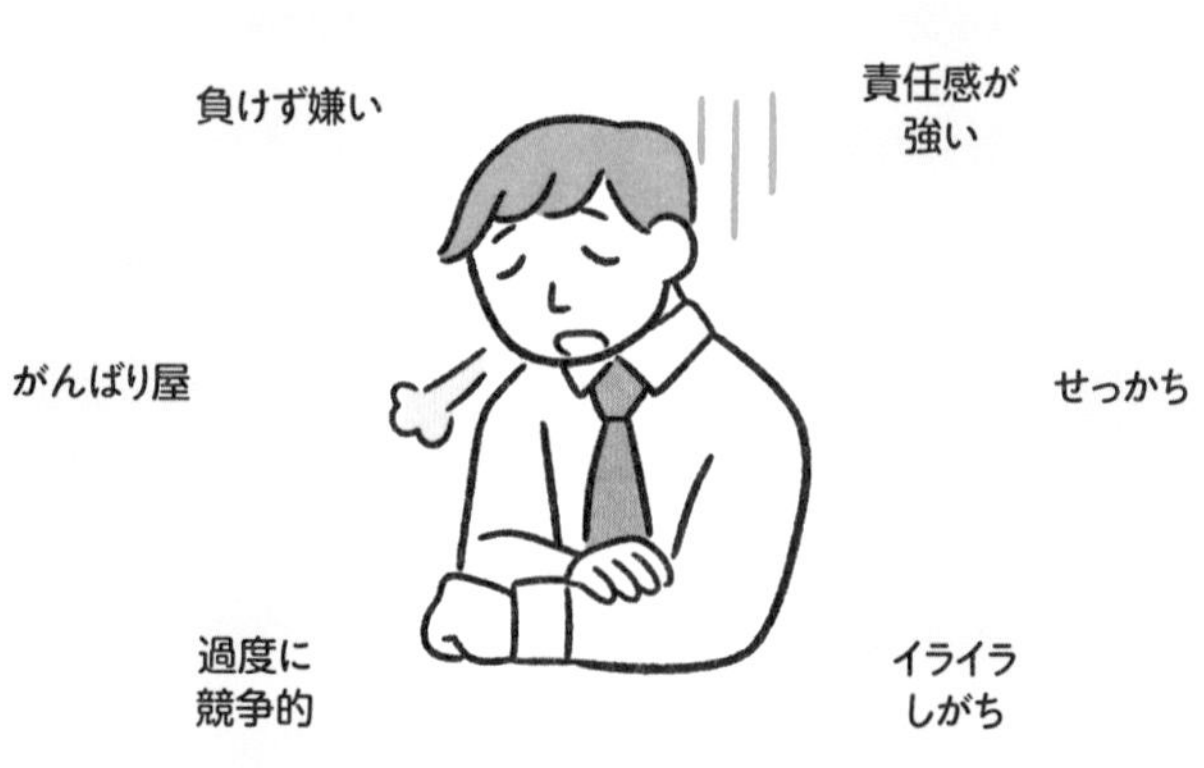
負けず嫌い
責任感が強い
がんばり屋
せっかち
過度に競争的
イライラしがち

えると皮膚の新陳代謝の乱れやバリア機能低下につながります。また、アドレナリンはかゆみと炎症を引き起こすヒスタミンを放出させます。

イライラすると、かきむしりたい衝動に駆られることがあります。かくと気持ち良く感じ、セロトニンと呼ばれる幸せホルモンの放出を誘発するため気持ちが紛れますが、皮膚は傷つき、かゆさも増します。それがストレスになり、かくという悪循環に陥ります。この連鎖を断ち切るためには、ストレスを近づけない、あるいは上手にコントロールすることが大事です。

症状の現在地を知り
ゴールを設定する

日常生活に支障がないレベルがゴールです

まず、皮膚の状態をよく観察します（視診）。いつ頃症状が出たか、治療歴、使用した薬、ご家族の既往症、ほかのアレルギー症状についても聞きます。次に重症度の評価を行います。よく使うのはＥＡＳＩ（Eczema Area and Severity Index）です。体を、頭、胴体（陰部を含む）、腕、脚（お尻を含む）の4部位に分け、湿疹が出ている面積と、赤みやかき壊しの程度から重症度を評価します。かゆみを0～10で自己評価するＮＲＳ（Numerical Rating Scale）や、皮膚の状態に関する質問に患者さん自身が答えるＰＯＥＭ（The Patient Oriented Eczema Measure）もあります。これらの評価結果から総合的に判断し

アトピー性皮膚炎の重症度の目安

軽症	軽度の皮疹《ひしん》(紅斑《こうはん》、乾燥、落屑《らくせつ》)がある (面積は問わない)
中等症	強い炎症をともなう皮疹(紅斑、丘疹《きゅうしん》、びらん、浸潤、苔癬化)がある(体表面積の10%未満)
重症	強い炎症をともなう皮疹がある (体表面積の10%以上、30%未満)
最重症	強い炎症をともなう皮疹がある (体表面積の30%以上)

出典:「アトピー性皮膚炎診療ガイドライン2021」(日本皮膚科学会)

て治療法を決めます。また、治療前後にも評価を行うことで、治療によって何がどう改善しているかを確認します。

大切なのは、患者さん自身が「症状の現在地、かゆみの程度を知ること」です。良くなっていることをきちんと認識できれば、より治療に前向きになれます。

治療の最終ゴールは、プロアクティブ療法(18ページ参照)でステロイド外用薬の強さ・塗る量や回数などを徐々に減らしていき、スキンケアだけで日常生活に支障がない、良い状態が保てるようになることです。

POEMでかゆみの程度を測ってみよう

直近7日間を振り返り、当てはまるところを塗ってみましょう。

1 湿疹のためにかゆみがあった日は何日ありましたか?

なかった	1〜2日	3〜4日	5〜6日	毎日
0	1	2	3	4（点）

2 湿疹のために夜の睡眠が妨げられた日は何日ありましたか?

なかった	1〜2日	3〜4日	5〜6日	毎日
0	1	2	3	4（点）

3 皮膚から出血した日は何日ありましたか?

なかった	1〜2日	3〜4日	5〜6日	毎日
0	1	2	3	4（点）

4 皮膚がじくじくした（透明な液体がにじみ出た）日は何日ありましたか?

なかった	1〜2日	3〜4日	5〜6日	毎日
0	1	2	3	4（点）

5 皮膚にひび割れができた日は何日ありましたか?

なかった	1〜2日	3〜4日	5〜6日	毎日
0	1	2	3	4（点）

6 皮膚がポロポロとはがれ落ちた日は何日ありましたか?

なかった	1〜2日	3〜4日	5〜6日	毎日
0	1	2	3	4（点）

7 皮膚が乾燥またはザラザラしていると感じた日は何日ありましたか?

なかった	1〜2日	3〜4日	5〜6日	毎日
0	1	2	3	4（点）

塗った数字の合計から重症度を確認します。

0〜2点	3〜7点	8〜16点	17〜24点	25〜28点
症状なし／ほとんどなし	軽症	中等症	重症	最重症

判定結果は医師に報告しましょう。

出典：Charman CR et al.: Arch Dermatol., 140(12), 1513-1519(2004)
Charman CR et al.: Br J Dermatol., 169(6), 1326-1332(2013)

アトピーの
治療方法

ステロイド外用薬と抗ヒスタミン薬でとにかく炎症を抑える

最初は標準治療から

アトピー性皮膚炎の薬物療法は、炎症を抑える外用薬の塗布が中心です。ステロイド外用薬、タクロリムス水和物軟膏、デルゴシチニブ軟膏、ジファミラスト軟膏などを、炎症の状況に合わせて使い分けます。次に、かゆみを抑えるための内服薬として抗ヒスタミン薬を処方します。これらのベースのスキンケアをまとめて「標準治療」と呼びます。

多くの皮膚科医は、最初のステップとして標準治療を行います。「どこに行ってもこの薬しか出してもらえない」とおっしゃる患者さんもいます。ですが、私は正しい判断だと思います。標準治療をして、効果の有無を医師自身の目で確かめないことには、治療を次のステップに進められないからです。ま

主なステロイド外用薬のランク

ランク	名称
最も強い（I群）	デルモベート®、ダイアコート®
とても強い（II群）	フルメタ®、アンテベート®、トプシム®など
強い（III群）	エクラー®、リンデロン®、フルコート®など
中程度（IV群）	リドメックスコーワ®、アルメタ®、ロコイド®など
弱い（V群）	プレドニン®

出典：「アトピー性皮膚炎診療ガイドライン2021」（日本皮膚科学会）をもとに作成

ずは、かかった医師を信じて、通院と治療を続けてみてください。

ステロイド外用薬は強さによって5つのランクがあり、重症度によって使い分けます。また、軟膏、クリーム、ローション、テープ型があり、体の部位や使用感によっても使い分けます。部位ごとに薬の吸収率が異なるため、吸収率が高い顔などには弱い薬を使用し、長期間の使用は避けます。

抗ヒスタミン薬は、かゆみを引き起こす体内物質の働きを抑制し、かゆみを鎮める効果があります。しかし、あくまでも外用薬の補助です。

ステロイド外用薬の部位別吸収率

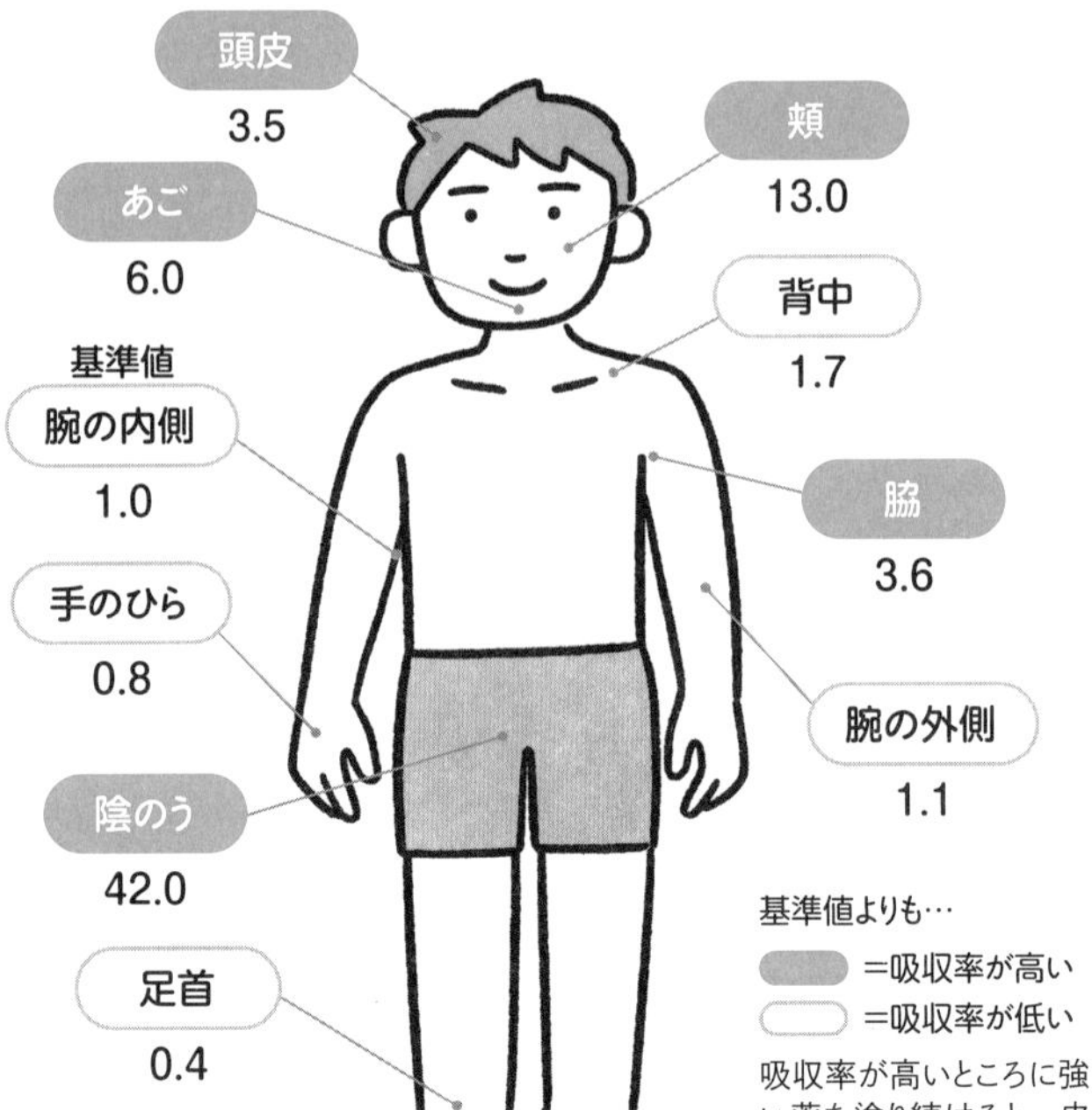

吸収率が高いところに強い薬を塗り続けると、皮膚が薄くなったり、かゆみや赤みが出たりする。吸収率が低いところは強い薬を塗っても OK。

タクロリムス水和物軟膏とは

免疫細胞の働きとアレルギー反応を抑えることで、皮膚の炎症を緩和するものです。タクロリムスはステロイドホルモンではないため、ホルモン作用による副作用は見られません。特にステロイド外用薬による副作用が出やすい部位にも使用しやすい薬です。

※タクロリムス水和物軟膏の使用で「酒さ様皮膚炎」を生じることもあるといわれるが極めてまれな事例。不安や心配がある場合は医師に相談を。

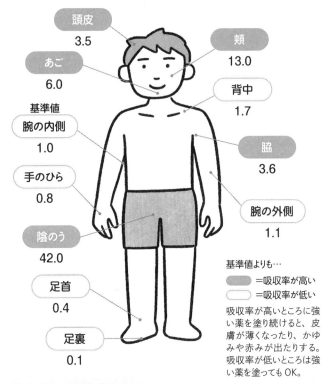

生物学的製剤やＪＡＫ阻害薬で治療の選択肢が増えた

劇的に良くなっても、スキンケアはやめないで

スキンケア、ステロイド外用薬、抗ヒスタミン薬がアトピー性皮膚炎の標準治療ですが、それでも効果がない場合は、免疫抑制内服薬であるシクロスポリンや生物学的製剤、あるいはＪＡＫ阻害薬を使用します。

生物学的製剤とは、遺伝子組換え技術や細胞培養技術などのバイオテクノロジーによって作られた薬で、皮下注射や点滴で投与します。ＪＡＫ阻害薬とは、細胞の内側にあるヤヌスキナーゼ（ＪＡＫ）という酵素の働きを抑えることで抗炎症作用を発揮するものです。軟膏、内服薬があります。

生物学的製剤およびＪＡＫ阻害薬によって劇的にアトピー性皮膚炎が改善する

※1　金額は10割負担（2023年11月現在）の場合。
※2　サイトカイン＝細胞から分泌されるたんぱく質の総称。細胞間でさまざまな情報を伝達する役割を担う。炎症を抑制するものと促進するものがあり、バランスが崩れると炎症反応が過剰になる。

	名称	種類	対象	金額※1
軟膏	ジファミラスト（モイゼルト®）	PDE4阻害薬	2歳以上の小児／成人	152.1円／1g・1%
	PDE4という酵素の働きを阻害し、炎症を起こすサイトカインの産生を抑えることで炎症を鎮める効果が期待できる。1日2回適量を塗る（1回あたりの使用量の制限はなし）			
内服薬	バリシチニブ（オルミエント®）	JAK阻害薬	15歳以上	5,274.9円／4mg・1錠
	JAK1 ／ JAK2を介して行われるサイトカインの情報伝達を阻害することで、炎症や免疫反応を抑える効果が期待できる。妊娠中または妊娠の可能性がある場合は使えない。通常、1日1回内服する			
	ウパダシチニブ水和物（リンヴォック®）	JAK阻害薬	12歳以上の小児／成人	5,089.2円／15mg・1錠
	免疫をつかさどる細胞の中にあるJAKと呼ばれる酵素に結合して、炎症を起こすサイトカインの過剰な産出を防ぐことで、かゆみ、アレルギー症状の改善が期待できる。妊娠中または妊娠の可能性がある場合は使えない。通常、1日1回内服する			
	アブロシチニブ（サイバインコ®）	JAK阻害薬	12歳以上の小児／成人	7,556.1円／200mg・1錠
	JAKの阻害薬。炎症を起こすサイトカインの情報伝達を阻害することで、免疫細胞の活性化や炎症が抑えられ、かゆみなどの症状改善が期待できる。妊娠中または妊娠の可能性がある場合は使えない。通常、1日1回内服する			

事例が出ていますが、高価なのが難点。使える医療機関が決まっており、日本皮膚科学会の認可を受けた施設でのみ処方が可能です。

ステロイド薬や抗ヒスタミン薬、シクロスポリンで治療したにもかかわらず、十分な効果が見られない場合にのみ使用できます。

また、成人だけが使えるもの、妊娠している可能性があれば使えないものなど、条件もさまざまです。

アトピー性皮膚炎に使える8つの新薬

	名称	種類	対象	金額※1
注射薬	デュピルマブ（デュピクセント®）	生物学的製剤	生後6カ月以上の小児／成人	43,320〜58,593円／1本
	IL-4とIL-3（サイトカイン※2）の働きを抑えることで、炎症、かゆみ、バリア機能の低下に対する効果が期待できる。妊娠中または妊娠の可能性がある場合は使えない。通常、2週間に1回のペースで1本投与する			
	ネモリズマブ（ミチーガ®）	生物学的製剤	13歳以上の小児／成人	117,181円／1本
	IL-31の働きをブロックすることでかゆみを抑える効果が期待できる。通常、4週間に1回のペースで1本投与する			
	トラロキヌマブ（アドトラーザ®）	生物学的製剤	成人	175,770円／4本（初回投与分）
	IL-13の働きを抑えることで、炎症、かゆみ、バリア機能の低下に対する効果が期待できる。通常、初回に4本の注射を打ったあと、2週間に1回のペースで2本ずつ投与する			
軟膏	デルゴシチニブ（コレクチム®）	JAK阻害薬	2歳以上の小児／成人	139.70円／1g
	サイトカインの伝達に重要なJAKの阻害薬。免疫細胞や炎症細胞の活性化を抑えることでかゆみの改善効果が期待できる。1日2回適量を塗る（1回あたり5gまで）			

生物学的製剤やＪＡＫ阻害薬を使用すると劇的に良くなるので、スキンケアをやめてしまう方がいますが、これはＮＧ。生物学的製剤は永遠に続けるものではありません。ある程度効果が出たら使用をやめ、その後は標準治療で皮膚の良い状態を維持していくことになります。

特にスキンケアは効果的かつ重要な治療法であることを再確認してください。

「民間療法と脱保湿ですぐに治る」は嘘

〝アトピー商法〟に引っかからないで

「アトピーには塩が効く、アロエが効く、いや海洋深層水だ、サプリメントだ、健康食品だ」。インターネット上には〝アトピー商法〟という言葉もあるくらい、科学的根拠のない民間療法がはびこっています。中には効果のあるものもあるかもしれませんが、かぶれたり悪化したりしている患者さんはあとを絶ちません。「だしいりたまご」（22ページ参照）を思い出しましょう。

また、「脱保湿」をしている患者さんも増えています。インターネットで「肌が本来持つ保湿機能を引き出すためには保湿剤を使わないほうが良い」という情報を見たというのです。脱保湿をすすめる医師さえいます。これは決定的な間違いです。私はこれまで何十万人もの患者さんを診てきましたが、脱保湿で

民間療法の効果は科学的根拠に乏しい

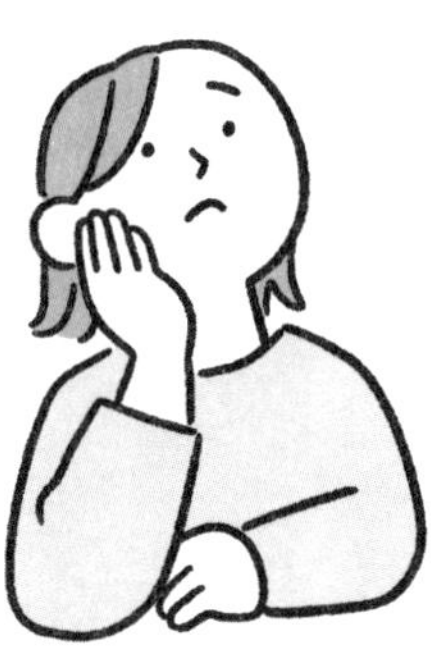
アロエが
効くって
ホントかな?
海洋深層水も
良いらしい
保湿は
しないほうが
良いんだよね
やっぱり
健康食品から
始める?

良くなった方は1人もいません。

アトピー性皮膚炎の患者さんは、肌の保湿機能を担うセラミドや、フィラグリンを代表とする天然保湿因子を作る力が遺伝的に弱いことがわかっています。生まれつきの体質ですから、脱保湿をしたからと言って保湿機能が高まることは絶対にありません。

保湿をしないと、カサカサしてかゆくなる→かく→治らない、の悪循環から抜け出せなくなります。

「アトピー性皮膚炎には保湿」、これを忘れないでください。

「ステロイド外用薬にはひどい副作用がある」は嘘

正しく使えばこれほど効果的な薬はほかにありません

ステロイド※の内服や注射で強い副作用が出ることは時にありますが、外用薬（塗り薬）には深刻な副作用はありません。外用薬の主な副作用は4つです。

①毛が濃くなる
②毛細血管が広がって赤みが目立つ
③ニキビができやすくなる
④皮膚が薄くなる

これらは症状が改善し、薬の使用量が減っていけば多くは回復します。

ステロイド外用薬の誤解に「一度使ったらやめられなくなる」というものがあります。これはアトピー性皮膚炎が、悪化と寛解を繰り返す慢性の病気である

ステロイド外用薬のよくある誤解

×	○
一度使ったらやめられなくなる？	慢性の病気だから生じた誤解
肌が黒ずむ？	炎症が長引いたから。炎症が治まれば解消する
やめるとリバウンドする？	プロアクティブ療法で徐々に薬を減らせばリバウンドしない

ことから生じた誤解でしょう。「使いすぎると肌が黒ずむ」という言葉もよく聞きます。黒ずみは、炎症の長期化で皮膚に色素沈着が生じたものです。薬で炎症を抑え、皮膚をかかなくなれば色素沈着は徐々に回復します。

「やめるとリバウンドする」もよくある誤解。この多くはステロイドの内服や注射で生じる場合があります。ステロイド外用薬は、プロアクティブ療法（18ページ参照）で徐々に薬を減らしていけば、リバウンドすることはありません。

※ステロイド＝副腎皮質ホルモンを人工的に作ったもの。副腎皮質ホルモンは、腎臓の上にある副腎という臓器で毎日作られている天然の物質。

体は手でやさしく「なで洗い」石けんは1日1回まで

復活したバリアを壊さないことが大切です

アトピー性皮膚炎は、皮膚のバリア機能の低下が背景となって起こります。そのため、スキンケアによって皮膚にバリアを作ってあげることが、治療の土台となります。スキンケアをしないで薬だけを塗っても症状は改善しません。

スキンケアの基本は、「清潔（洗浄）＋保湿＋紫外線対策」です。

まず清潔から。お風呂は38～40度のぬるめのお湯に入ります。湯船につかるのは10分以内に。体が温まると血管が広がり、全身がかゆくなるからです。石けんはよく泡立てて、手で体をやさしくなでるように使います。石けんを使って体を洗うのは1日1回まで。2回以上洗うときはお湯だけで洗います。余分なものは洗い流して、皮膚に必要なものは極力残すのが洗浄の原則です。

正しい体の洗い方

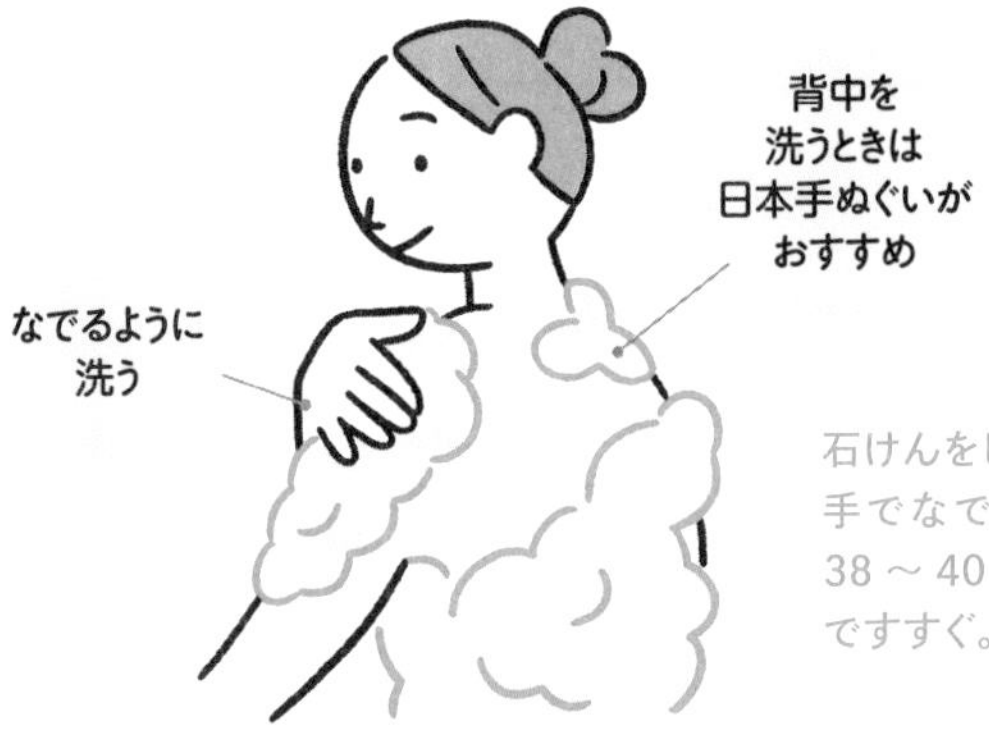
背中を
洗うときは
日本手ぬぐいが
おすすめ
なでるように
洗う

石けんをしっかり泡立て、手でなでるように洗い、38～40度のぬるま湯ですすぐ。

正しい洗顔の仕方

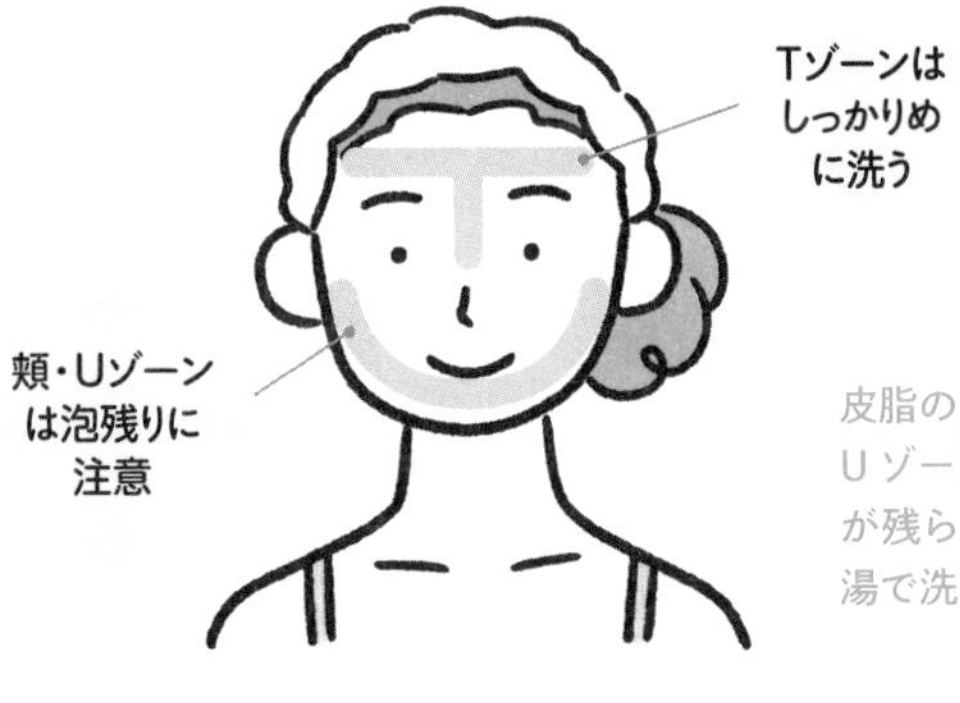
Tゾーンは
しっかりめ
に洗う
頬・Uゾーン
は泡残りに
注意

皮脂の多いTゾーン→頬・Uゾーンの順で洗う。泡が残らないようにぬるま湯で洗い流す。

アトピーに良いスキンケア

保湿は1日2回！ 1回よりもうるおうと証明済み

1回しかできないときがあってもかまいません

保湿剤・保護剤は1日2回以上塗りましょう。入浴後が特に効果的です。乳幼児の場合は親御さんがケアしてあげてください。1日2回以上というのは理由があります。1日2回保湿をした群と1日1回した群とで2週間後の皮膚の状態を比べた調査で、**1日2回の群のほうが、圧倒的に皮膚がうるおっていたという論文があるのです。**忙しくて1日1回しか保湿ができない場合は1回でもかまいません。比較的時間がある休日だけは保湿を2回しましょう。

1日1回の保湿になる場合は、入浴後がおすすめです。お風呂から出たら、まずは10分以内に化粧水を全身に塗ります。ほてりが落ち着いたら乳液やクリームを塗ります。外用薬を塗る場合は、化粧水→薬→乳液でふたをします。

正しい保湿の方法

顔は化粧水（保湿剤）＋乳液やクリーム（保護剤）のダブル使いで

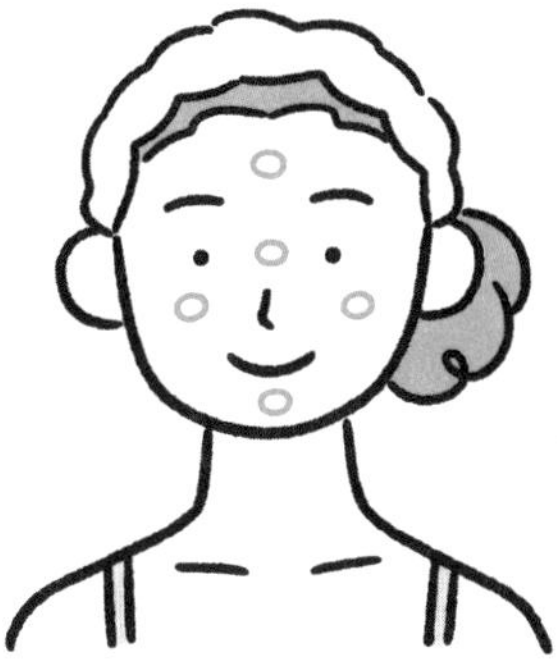
乳液は5カ所に置いて皮膚のキメ、しわに沿って塗り伸ばす
化粧水は500円玉大×10回分使う

腕はしわに沿ってしっかり塗り込む

おすすめ!
著者プロデュース
うるおいプラチナCE
薬用シリーズ
https://www.cria-life.jp/pages/lp
（通販サイト協力：クリアライフ株式会社）

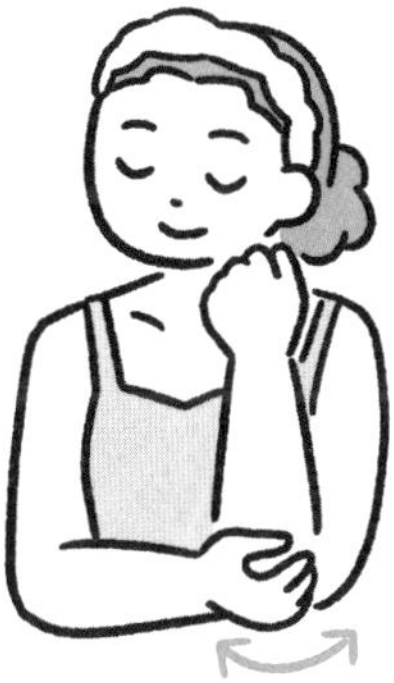
ひじの内側は腕を伸ばして
ひじの外側は腕を曲げて

保湿剤は、セラミド入りのものがおすすめ。セラミドは角質細胞の間を満たす保湿成分。肌のうるおいを保ってくれる。

アトピーに良い
スキンケア

日焼け止めは朝1回でOK
ただし通年塗るのがコツ

安いものでいいのでたっぷり塗ってください

紫外線対策は1年中行ってください。曇りや雨の日も紫外線は降り注いでいます。紫外線は窓ガラスも通過するので、室内で過ごす日でも日焼け止めを塗りましょう。SPFは数字が大きいほど日焼け止めの効果は高いのですが、皮膚への負担が大きくなることもあります。炎天下で1日過ごすのでない限り、一般的にSPF30、PA+++程度で十分です。日焼け止め入りのファンデーションや化粧下地だと効果は劣ります。日焼け止め専用の安価なものでかまいませんので、たっぷり塗りましょう。

スキンケアのポイントは、「当たり前のことをコツコツ地道に続けること」です。一度にあれもこれもしなくていいので、できることから始めましょう。

日焼け止めの正しい塗り方

1　手のひらに出す

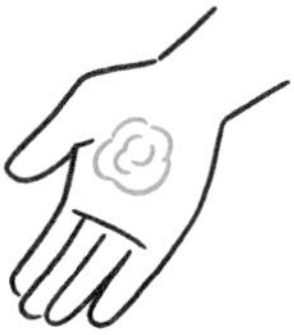

日焼け止めクリームを手のひらに適量出す。

2　頬に3カ所ずつ置く

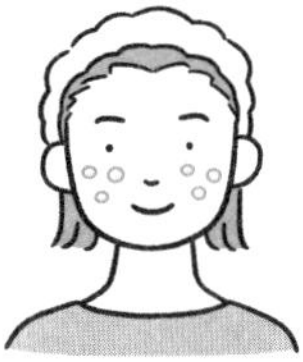

頬に置いたらていねいに塗り伸ばす。

3　目と鼻のまわりに置く

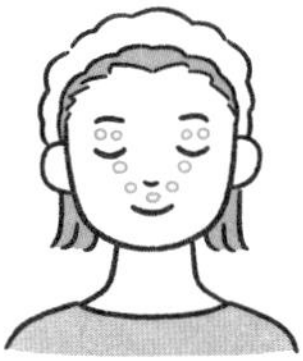

まぶたや小鼻の脇にも置いて塗り伸ばす。

4　額に3カ所置く

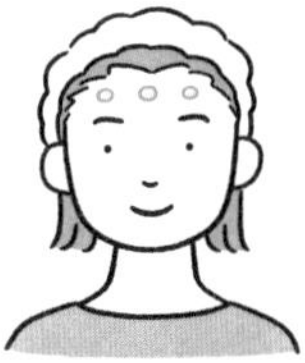

額に置いたら額全体に塗り伸ばす。

5　Cゾーンに3カ所置く

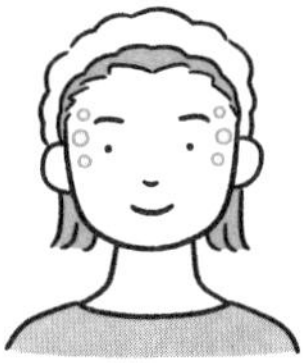

目じりのカーブ（Cゾーン）上に置いて塗り伸ばす。

6　全体を押さえる

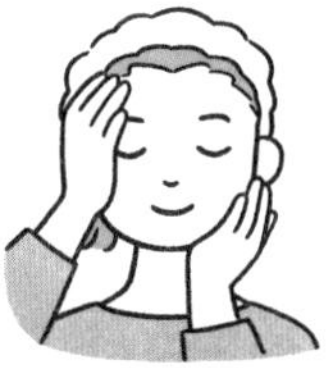

最後に全体を軽く押さえ、塗り残しがないかチェック。

ステロイド内服薬、シクロスポリンも効かず
デュピルマブで劇的な効果が

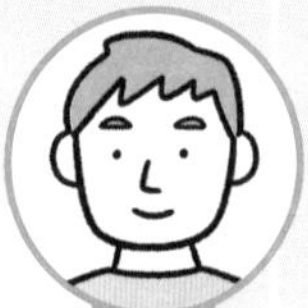

Oさん・41歳・男性（初診：2006年5月2日）

20年近く悩んだかゆみがなくなり
人生のすべてが変わりました

悪化と寛解を繰り返しながらも
粘り強く通院してくださったことで好転しました

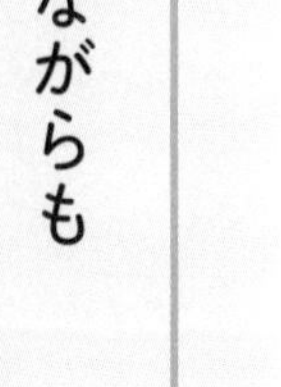

顔も含め全身に湿疹ができ、かき壊してただれたようになっていました。乾燥肌なので、かいたところの皮膚がフケのように大量に取れて、毎日掃除をしないと部屋が真っ白になるほどです。皮膚を隠すために夏でも長袖を着たり、かゆみのために集中力が続かなかったり、日常生活で不自由を感じていました。

ステロイド薬の内服や入院治療も行い、そのときは良くなるのですが、生活のリズムが崩れるとすぐに悪化の繰り返し。7年目にシクロスポリンという免疫抑制薬を使用しましたが効果がなく、さらに新薬のデュピルマブ（36ページ参照）を試しました。月約4万円と高額な薬でしたが、可能性のあることは何でもやってみよう、先生を信じてやるしかないと思い治療に踏み切りました。すると、驚くほど皮膚の状態が良くなり、2年経った今ではアトピー性皮膚炎だったことがわからないくらいまで改善しています。

思い返せば長かったですが、良くなっている実感があったので希望が持てました。今は半そでの服も着られますし、物事に集中できるようにもなっています。「いつか治る」と信じて通院を続けたことで人生が変わりました。

Column

ステロイド外用薬に関する Q&A

Q 赤ちゃんに使用してもいいですか？

A 医師の指示通り使えば問題ありません。赤ちゃんにかゆみを我慢させるのはかわいそうです。赤ちゃんは大人より皮膚が薄いので、一番弱いステロイド外用薬をごく少量薄く伸ばして使用することが多いです。

Q 薬を塗るベストなタイミングはいつですか？

A 入浴して洗浄後、化粧水で保湿→ステロイド外用薬→乳液やクリームで保護が正しい順番です。

Q 妊婦は薬を塗っても大丈夫ですか？

A 大丈夫です。外用薬程度では胎児に影響はありません。心配なら、皮膚科医と産科医に相談してください。

Q 漢方薬と併用しても大丈夫ですか？

A もちろんです。漢方薬との併用で、ステロイド外用薬の量を減らすことができます（70ページ参照）。

PART

2

かゆみからの復活

かゆみってどんな病気？

見た目はなんともないのに強いかゆみがわいてくる

原因には内臓疾患や貧血、ストレスが考えられます

発疹や腫れなどの皮疹はないのに強いかゆみだけがあるのが皮膚そう痒症《よう》。大きく分けると全身性皮膚そう痒症（全身にかゆみを生じる）、局所性皮膚そう痒症（頭や陰部など局所的にかゆみを生じる）、老人性皮膚そう痒症（加齢による皮膚の乾燥が主な原因でかゆみを生じる）、妊娠性そう痒症（妊娠早期に起こる全身のかゆみ）の4タイプがあり、大変治りにくい病気です。皮疹はなくても強くかき壊すことにより、湿疹やかき傷ができたり、皮膚がゴワゴワになったり、色素沈着が生じたりすることもあります。中年以降に発症することが多く、特に、高齢者や妊婦によく見られます。

全身性皮膚そう痒症は、主に、腎不全、肝障害、血液疾患などの内臓疾患に

皮膚そう痒症の主な原因

1 腎疾患、肝疾患、糖尿病、悪性腫瘍など、内臓の病気

2 ストレス

3 皮膚の乾燥

4 環境（機械的刺激、湿度など）

5 服用している薬、食品

6 妊娠

よって生じるほか、ストレス、皮膚の乾燥が原因になる場合もあります。

老人性皮膚そう痒症は、スキンケアで改善が可能ですが、ほかの3タイプは治りにくいです。

かゆみで皮膚を引っかいて生じる皮膚疾患の1つに痒疹《ようしん》があります。痒疹は、かゆみだけでなく発疹もともないます。原因は妊娠、アトピー性皮膚炎、虫刺されなど。内臓疾患も含まれ、皮膚そう痒症に続発して生じる（発症する）こともあります。数日で治る場合もありますが、慢性化すると年単位で継続することもある病気です。

原因が見つかりにくく薬が効かない場合もある

根気強く原因を探っていけば必ず改善します

内臓疾患が原因の場合がある

皮膚そう痒症の背景疾患は、腎疾患、肝疾患、内分泌・代謝疾患、血液疾患など多岐にわたります。透析を行っている患者さんに多く、とても強いかゆみを訴えられます。

仮に原因がわかっても、内臓疾患は短期間で簡単に治るものではありません。そのため皮膚そう痒症もなかなか治らないのです。

精神疾患との関連が疑われるが詳細は不明

うつ病や統合失調症、拒食症など、精神疾患が原因になることもあり、このケースが最近増えています。皮膚感覚異常症とも言われています。ストレスと皮膚の関連を体系的に取り上げた論文は非常に少なく、発展途上です。

かゆみ止めが効かない

かゆみを抑えるために処方した抗ヒスタミン薬が効かないことがあります。抗ヒスタミン薬は、ヒスタミンが引き起こすかゆみには効きますが、ヒスタミン以外にもかゆみを起こす物質はたくさんあり、それを個々の患者さんで突き止めるのは至難の業です。結局、考えられる原因を1つひとつ、つぶしていくしかありません。しかし、原因さえわかれば改善の可能性はあります。

薬が原因の場合は注意が必要

最近、皮膚そう痒症で多いのが、内臓疾患の治療のために処方されている薬がかゆみを引き起こしているケースです。サプリメントや、いわゆる健康食品が原因の場合もあります。ある患者さんのケースで、長年摂っていた健康食品を一時的にやめてもらうと、ぴたりとかゆみがなくなったことがあります。しかし、内臓疾患を良くするために飲んでいる薬を自己判断でやめてしまうのは危険なこともありますので、必ず医師の指示を仰いでください。

あらゆる角度から原因を探る

経過、飲んでいる薬、服装、全部教えてください！

皮膚そう痒症は原因の特定が改善に直結するため、あらゆる角度から背景要因を探ります。皮膚科医にかかられたときは、かゆみが続いている期間、かゆみの程度、かゆみの持続時間、かゆい部位、かゆみの頻度、かゆみを強く感じる状況（例：入浴時）などを医師に伝えてください。

衣服が原因の場合もあります。パジャマを綿素材に変えただけで良くなった人もいます。よく身につける衣服の素材なども確認しておくと良いでしょう。また、内服薬やサプリメントも確認しておきましょう。どんな薬にも副作用があります。そして、多くの薬にある副作用の1つがかゆみなのです。かゆみ止め薬にさえ副作用として「かゆみが生じることがあります」と書いてあります。

医師に伝えると良いことリスト

かゆみについて

- いつからかゆいか
- かゆみの程度、持続時間
- どこがかゆいか
- どれくらいの頻度でかゆみが出るか
- かゆみを強く感じるのはいつか

その他

- よく着る服の素材は何か
- 飲んでいる薬、サプリメントはあるか
- 持病はあるか
- ストレス
- 妊娠の可能性

診察時に、上記について答えられるようにしておくと良い。また、健康診断や血液検査の結果を持参してもOK。

薬をやめたり変えたりするだけで劇的に改善することはよくあります。

私が診察する際は、内臓疾患との関連を調べるために、最近の健康診断の結果を持参してもらいます。なければ血液検査を行います。血液検査で異常がなく、ほかの原因も考えられない場合は、腫瘍マーカーやCTスキャンなどの検査を行うこともあります。

そしてかゆみのある部分は必ず目で見て確認します。湿疹や、かき傷が残っていることがありますが、明らかな皮膚症状がなく、かき傷だけ残っているのが皮膚そう痒症の特徴です。

かゆみの
治療方法

抗ヒスタミン薬の処方と保湿が基本

かゆみを誘発しない生活も重要です

皮膚そう痒症の治療は、「抗ヒスタミン薬でかゆみを抑える＋スキンケア（特に保湿）」の2つが基本。かゆみ止めが効かない場合は、ほかの薬を探します。皮膚が炎症を起こしている場合は、ステロイド外用薬で炎症を抑えます。日常生活でかゆみを誘発する因子がないかを突き止め、それを避けるようにします。

老人性皮膚そう痒症は、皮膚の乾燥が主な原因なので、最低1日2回、化粧水（ローション）や乳液で保湿します。チクチクしない綿素材の肌着を使用する、寝室の温度を下げ寝汗をかかないようにする、高温のお風呂に入らない、無添加（無香料・無着色・防腐剤フリーのもの）の石けんやシャンプーを使うなど、細かなことを地道に実践するだけでかなり改善します。

治療選択の流れ

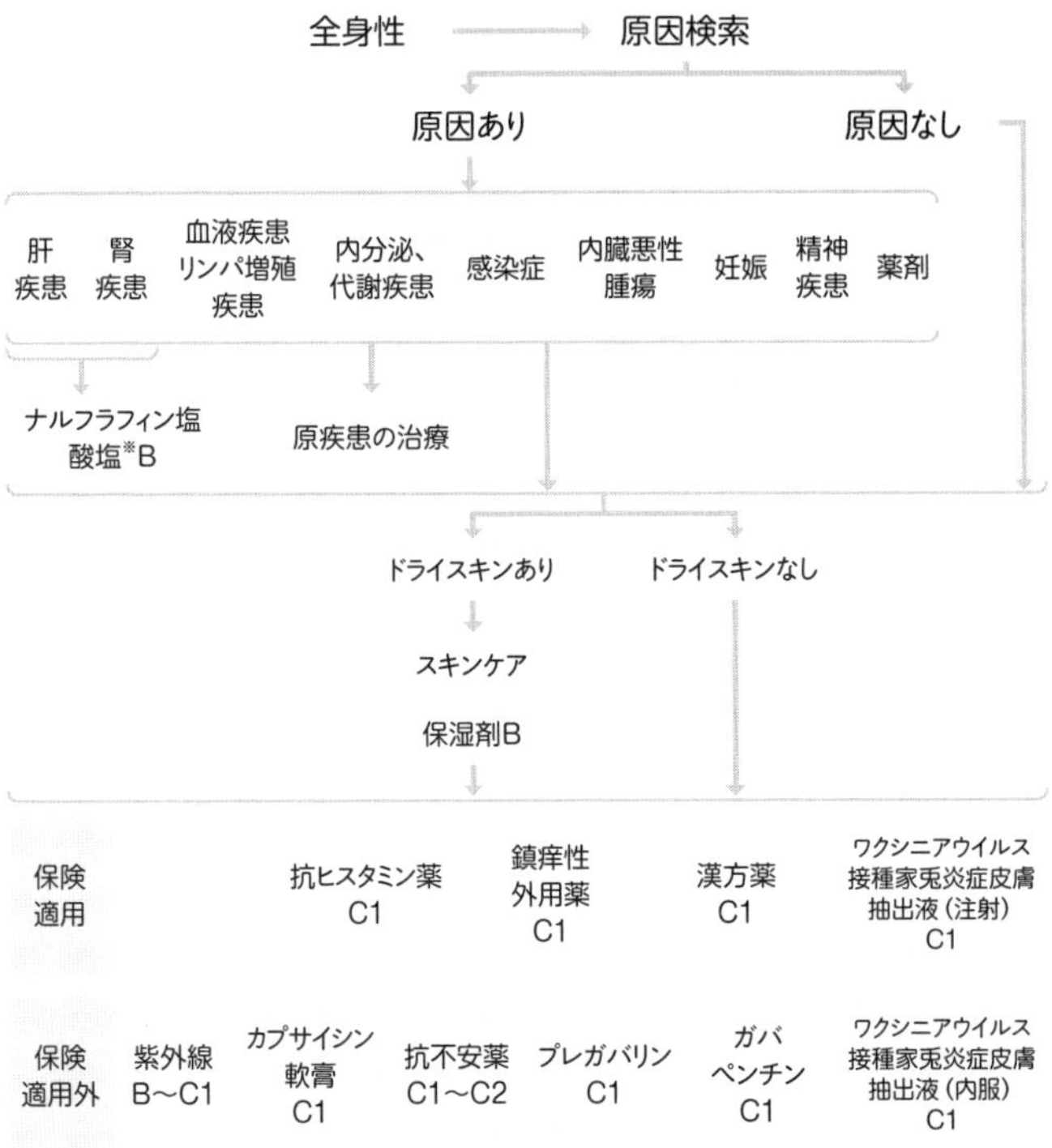

※保険適用上の制限により、血液透析患者、慢性肝疾患患者において既存治療で効果不十分な場合に限る。
出典:「皮膚瘙痒症診療ガイドライン2020」(日本皮膚科学会)より引用改変

上記は、日本皮膚科学会が発表している診療ガイドラインに記載されている治療のフロー。表中のB、Cなどの記号は、治療の推奨度を示している(A=良質な根拠があり強く推奨する、B=良質な根拠があり推奨する、C1=使用を考慮してもいいが十分な根拠がない、C2=良質な根拠がないので推奨しない、D=行わないように推奨する)。

かゆみの
治療方法

内臓疾患、ドライスキンの有無で治療法は異なる

ドライスキンには保湿が抜群に効きます

内臓疾患がある場合はそれを治療しつつ、かゆみを抑える薬を処方します。基本は抗ヒスタミン薬ですが、ヒスタミンが原因となっているかゆみにしか効果がありません。血液透析を行っている人や、慢性肝疾患の患者さんには、ナルフラフィン塩酸塩（保険適用）の内服薬が、効果があるという報告があります。

皮膚そう痒症で、ドライスキン（乾燥）が見られる方には保湿が効果的です。腎不全を合併する皮膚そう痒症では、保湿剤を1日2回、2週間使用した患者さんは、使用しなかった患者さんに比べ、かゆみが大幅に減少したという試験結果が出ています。保湿剤は、ヘパリン類似物質製剤（ヒルドイド®）や、尿素製剤（ウレパール®）、白色ワセリンなどが選択肢となります。

皮膚そう痒症に用いられる主な漢方薬

- 温清飲《うんせいいん》※
- 黄連解毒湯《おうれんげどくとう》
- 牛車腎気丸《ごしゃじんきがん》
- 当帰飲子《とうきいんし》
- 八味地黄丸《はちみじおうがん》※
- 六味丸《ろくみがん》

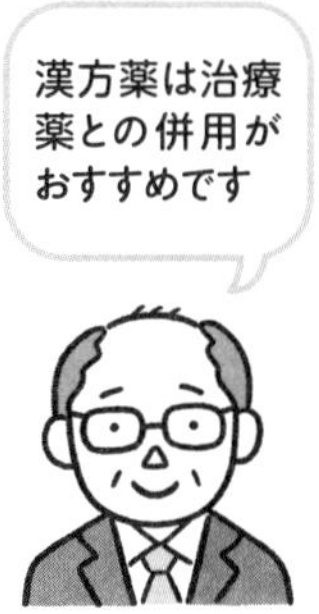

※皮膚そう痒症への処方は保険適用外。　(50音順)

出典:「皮膚瘙痒症診療ガイドライン2020」(日本皮膚科学会)

セラミド入りなど保湿効果のある入浴剤の使用も、当院ではすすめています。たとえば、セリシンという保湿成分が含まれた入浴剤があるのですが、軽い乾燥肌であればこれを使うだけでかなり改善できます。硫黄成分入りの入浴剤は、皮膚がさらに乾燥するので避けてください。

漢方薬では、黄連解毒湯《おうれんげどくとう》、牛車腎《ごしゃじん》気丸《きがん》などにかゆみを抑える効果があります。当帰飲子《とうきいんし》と甘草《かんぞう》エキスを配合した入浴剤は、保湿の効果が認められています。

かゆみのよくある勘違い

悪性腫瘍が原因？入浴剤やアロマで治る？

自己判断は治療の遅れにつながります

皮膚そう痒症は、皮膚に目立った症状はないのに強いかゆみがあるのが特徴です。ご本人からしたら、原因もわからず不安だと思います。

インターネットで、「皮膚に何の症状もないのにかゆい、かゆみ止めを飲んでも治らないのは脳腫瘍」という情報を見て、不安に感じて来院された患者さんがいました。確かに、悪性腫瘍が原因の場合もありますが、たくさんの可能性の1つに過ぎません。

「かゆいくらいで病院なんて……」と思う人もいるかもしれません。ですが、皮膚そう痒症は立派な病気です。

ペットを飼っているので犬アレルギー、猫アレルギーだと思い込み、「ペット

病気に関する情報は勘違いだらけ

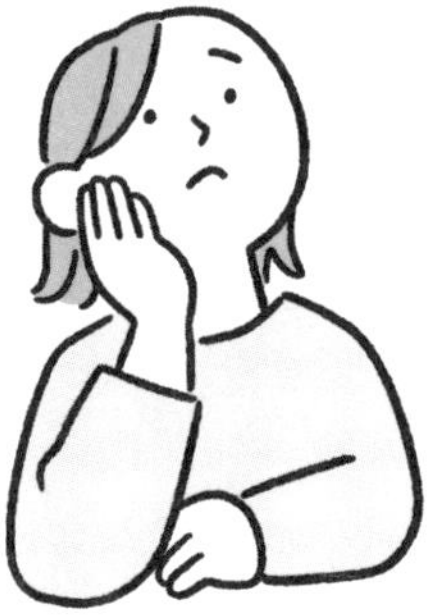
悪性腫瘍
が原因？
かゆいだけで
病院に行っても
いいの？
ペットが
いるから
仕方ない？
サプリメント、
アロマで治る？

がいるから仕方がない」と諦めて治療をしない人もいます。原因はほかにあるかもしれません。きちんと何の病気かを判定し、正しい治療を行えば改善しますから自己判断はやめましょう。

インターネットには、サプリメントやアロマで「治る」といった表現がよく見られます。これも根拠はありません。誤った方法を試している間に重症化したり慢性化する可能性もあります。

情報にあふれている時代だからこそ、自己判断で行動を起こす前に、皮膚科受診を第一選択肢にしていただきたいと思います。

保湿をコツコツ積み重ね皮膚のうるおいを維持

肌復活に欠かせないのは粘り強さです

スキンケアは皮膚疾患の治療のベース。地味と思われるかもしれませんが、当たり前のことを地道にコツコツ続けることが最も効果的です。

▼清潔を保ち、保湿&保護

毎日の入浴で皮膚を清潔に保ちます。体を洗うときは強くこすらないこと。石けんやシャンプーは無添加（58ページ参照）のものを使用し、十分にすすぎます。洗浄剤が皮膚に残っているとかゆみの原因となります。

お風呂は、体がほてってかゆくならないようぬるめのお湯を使います。

スキンケアは、保湿＋保護が大事です。化粧水（セラミド入りがベスト）、乳液で保湿をしたら、白色ワセリンなどで保護しましょう。

かゆみを誘発しない生活習慣

1 部屋は清潔に

2 適温・適湿を保つ

3 肌着は綿素材に

4 新しい肌着は洗ってから着用

5 汗をかいたらこまめに着替える

6 爪は短く切る

7 かかずに冷やす、さする

8 十分な睡眠（休息）をとる

その他の生活習慣

室内を清潔にし、適温・適湿を保ちましょう。肌着は綿素材のものにし、新しい肌着は洗ってから身につけます。汗をかいたらこまめに着替えます。

爪を短く切り、なるべくかかないようにします。木綿の手袋や指サックも有効です。かきたくなったら「冷やす」「さする」が原則です。

睡眠は十分にとります。疲れやストレスが溜まるとかゆみを引き起こします。

ちなみにアルコールや香辛料の摂取は、かゆみを誘発しやすいので大量に摂ることは控え、適量にしましょう。

症例

かゆみ肌復活への道のり

薬とサプリメントの服用が原因 スキンケアと標準治療で顕著に寛解へ

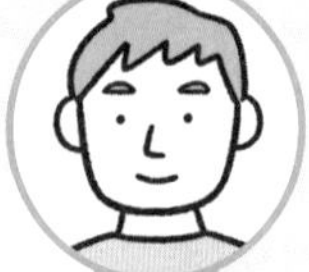

Yさん・82歳・男性（初診：2020年5月11日）

のたうちまわるようなかゆみから 解放され人生が変わりました

簡単なようでむずかしい通院と治療を継続され
長年の苦しみを自力で突破されました

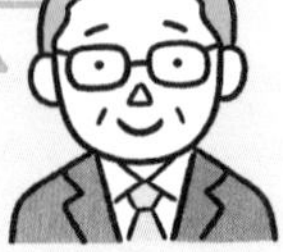

4～5年ほど前から発疹が出始め、全身に広がって強いかゆみが生じるようになりました。豊田先生の診断は全身性皮膚そう痒症。原因を探すために、普段の食事の内容や内服薬を総チェックされました。「薬剤性リンパ球刺激試験」の結果、高血圧の薬に陽性反応が出たので、内科の先生に相談して薬を変更。30年以上愛用していたサプリメントにも強い陽性反応が出たので即時中止。すぐにかゆみが軽くなり、1カ月後には、ほとんど消えていました。夜も眠れず、のたうちまわるほど強かったかゆみです。人生が変わりました。

原因の探索と並行して保湿剤によるスキンケア、抗ヒスタミン薬の使用を毎日続けていました。皮膚のかゆみに比べれば楽なもので面倒とは思いませんでした。今はかゆみもほとんどなく、ごくたまに引っかいた結果として発疹が出たら薬を塗る程度です。ここまで3年かかりましたが、月2回の通院を欠かさず、先生がじっくり私の話を聞き、皮膚の状況を詳しく説明してくれるので前向きになれました。

諦めずに、原因探しと治療を続けることが大事だと痛感しています。

症例
かゆみ
肌復活への道のり

原因不明、難治性の痒疹が漢方薬の処方で劇的に快方へ

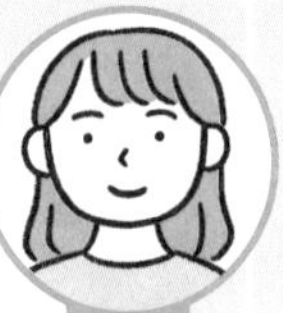

Hさん・45歳・女性（初診：2020年7月13日）

長袖長ズボンで隠し続けてきた肌が人に見せられるまでに回復しました

一般的には効果が低いとされていた漢方薬を併用したことで、一気に寛解されました

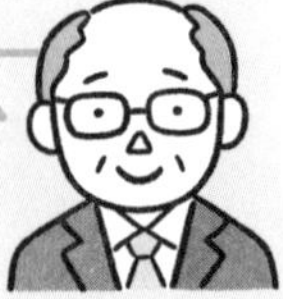

症状が出始めたのは5年ほど前からです。最初はふくらはぎに数個の皮疹ができ、あっという間に脚全体に広がって、強いかゆみに襲われました。3軒くらい皮膚科にかかりましたがまったく改善せず、「すごくかゆいんです」と訴えても、「ストレスのせいでしょう」と言ってそれまでと同じ薬をくれるだけ。かゆみは手にも広がって、かき壊してブツブツがたくさんできていました。

2年ほど改善しない状態が続き、インターネットで調べて豊田先生のところにたどり着きました。診断は「結節性痒疹」。湿疹などをかくことで、強いかゆみをともなうしこりになったものという説明を受けました。

ステロイド外用薬と抗ヒスタミン薬ではあまり効果がなく、並行して液体窒素療法と紫外線療法（ナローバンドUVB療法）を行いました（保険適用外）。先生が「必ず良くなりますから、根気よく治療を続けましょう」と言ってくださったことが心の支えになり、「治るには長くかかる」と覚悟ができました。1年ほど経ってから、先生の処方してくださる漢方薬を飲み始めると目に見えて効果が現れ、今ではスキンケアだけで良い状態を維持できています。

Column

漢方薬は
治療薬と併用すると良い

当院では、皮膚疾患の治療に、漢方薬を処方することが多くあります。

20年ほど前、西洋医学だけでかゆみを治すことに限界を感じてから漢方薬を研究し始め、西洋医学と東洋医学を併用したかゆみ治療を模索してきました。

すると驚くことに、漢方薬を併用したアトピー性皮膚炎の患者さんは、西洋医学だけで治療するよりも再発の確率が大幅に低下。別の患者さんも1カ月ほどで急激に皮膚炎が改善し、ステロイド外用薬の使用量は30%まで減らすことができました。その後は、漢方薬とスキンケアで良い状態をキープしています。

漢方医学は、患部だけでなく全身や体質を診て体全体のバランスを整えるというアプローチです。西洋医学と併用することで、目や鼻のアレルギーが改善し、疲れやだるさが軽減するなど、皮膚症状以外にも良い効果をもたらすことがあります。

PART

3

ニキビからの復活

毛穴詰まりから始まるアクネ菌による炎症

肌には見えないニキビが控えています

ニキビの正式名称は尋常性《じんじょうせい》ざ瘡《そう》と言い、アンドロゲン（男性ホルモン）の分泌が始まる思春期から成人期にかけて、多くは顔や背中に発生する皮膚疾患です。

ニキビは、主に次の４段階で症状が進行していきます。

①微小面皰（目に見えない）：小さな毛穴詰まりの状態です。

②面皰（白ニキビ、黒ニキビ）：毛穴詰まりが角栓となり、毛穴にふたをします。毛穴の中でアクネ菌が増加して、白や黒のニキビができます。

③炎症（赤ニキビ）：毛穴に皮脂が溜まり、増加したアクネ菌が炎症を引き起こします。ニキビは赤く盛り上がった赤ニキビ（丘疹）になります。

④膿疱（黄ニキビ）：アクネ菌が炎症因子を呼び寄せ炎症を悪化させます。その

ニキビはこうして悪化する

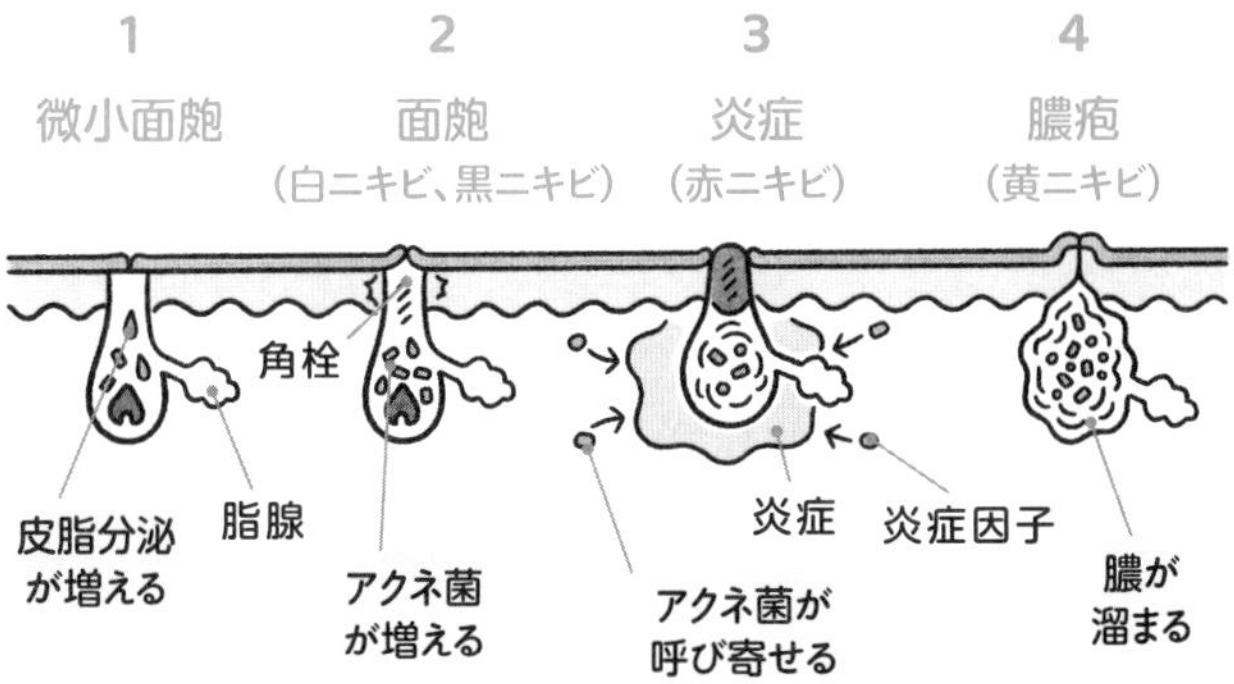

結果、膿を持った黄ニキビ（膿疱）ができます。

ニキビはこのサイクルを繰り返して次々現れます。最終的にはニキビ痕になってしまうこともあります。

ニキビの治療法は、局所療法、全身療法（内服療法）、生活指導の3つが基本です。局所療法は抗面皰薬、抗菌薬などの塗布、面皰の圧出、ケミカルピーリングをはじめとする施術が中心です。全身療法は、テトラサイクリン系抗菌薬やマクロライド系抗菌薬の処方が選択肢です。規則正しい暮らしや食事、スキンケアの指導を行います。

ニキビが治りにくい理由

面皰を退治しない限り新しいニキビが生まれ続ける

炎症がないときに治療することが完治のカギです

ニキビには、炎症をともなわない維持期（微小面皰や面皰）と、炎症をともなう急性炎症期（赤ニキビや黄ニキビ）があります。

従来のニキビ治療には、赤ニキビや黄ニキビのもとになるアクネ菌を死滅させる抗菌薬が使われてきました。

しかし、抗菌薬は、微小面皰や面皰には効果がありません。つまり、抗菌薬でニキビが治ったように見えても、皮膚の下では微小面皰が新たなニキビになる準備をしているということです。

これでは、ニキビの出現を止めることができません。ニキビが「治りにくい」と言われる理由の1つがここにあります。

ニキビは維持期の治療がカギ

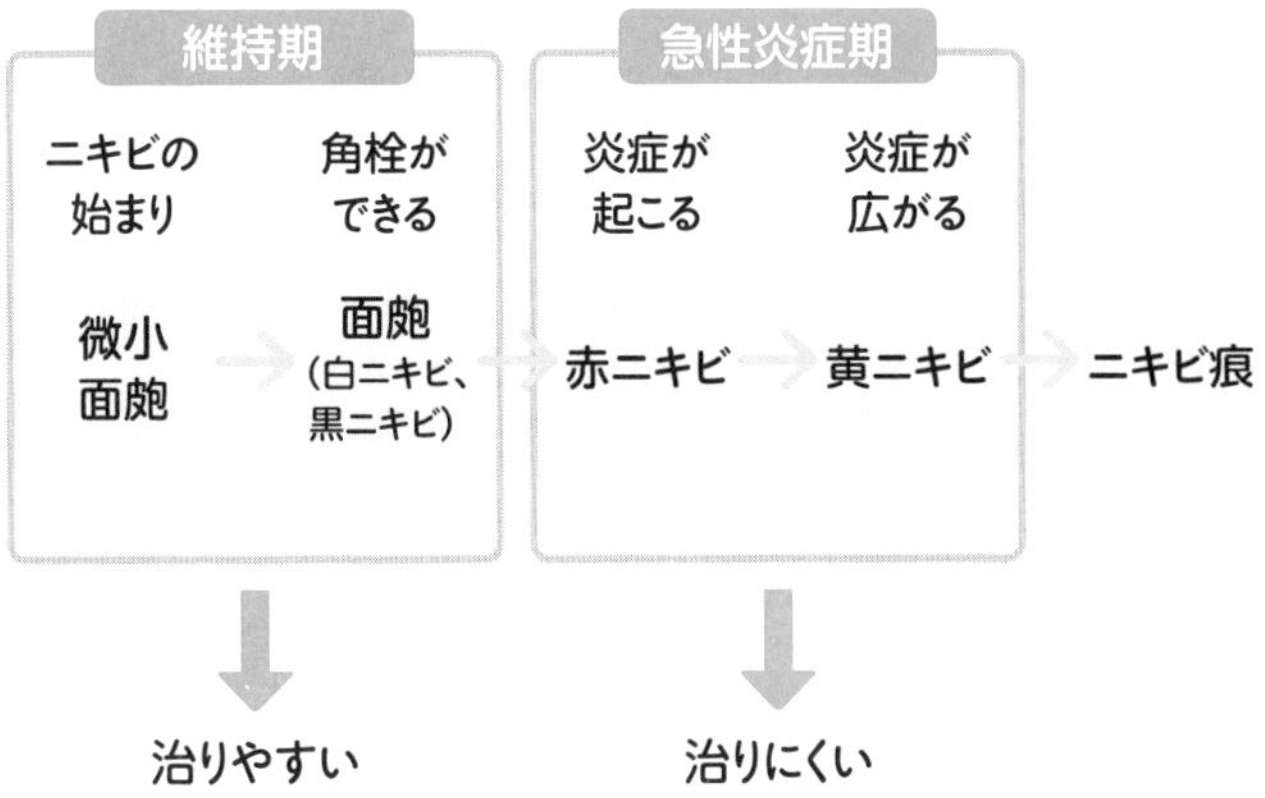

また、赤ニキビや黄ニキビまで悪化してしまうと、炎症自体を薬で抑えてもニキビ痕として残ってしまうことが多いです。

ですが、炎症をともなわない維持期にニキビを退治できれば、痕が残ることも少ないです。

ニキビは早期治療がとにかく大切。維持期と急性炎症期で薬をどう使い分けるのかなどについては、80ページ以降で詳しく解説します。

多くの人がいずれ治ると思い適切にケアできていない

ニキビは立派な病気です

ニキビの治りにくさの最大の原因は、多くの方がニキビを病気だと思っていないこと。「青春のシンボル」とも言われますよね。ニキビは思春期特有のもので、20歳を過ぎれば自然に治るというイメージがあります。日本では、9割の人がニキビを経験するにもかかわらず、皮膚科を受診する人はわずか10％程度。市販薬で自己流の治療をする、あるいは放っておくという人がほとんどです。

確かに自然に治る人もいますが、大人になってもニキビに悩まされている人は少なくありません。若い頃から治らない人、大人になって突然ニキビができる人、一度治っていたのに数年後に再発した人もいます。

みなさんにお伝えしたいのは、ニキビは尋常性ざ瘡と言われる慢性炎症

ニキビってこんな病気

日本人でニキビを経験する人は9割

ニキビで皮膚科を受診する人はわずか10%

ニキビは自然に治るとは限らない

大人になって発症する人もいる

軽症ならスキンケアだけで治ることもある

疾患であり、立派な皮膚疾患ということです。「ニキビくらいで……」と思わず、皮膚科を受診してください。

早いうちに正しい治療を行えば、治療の選択肢も多く、悪化してニキビ痕になる前に改善することができます。軽いものであれば、洗顔と保湿、紫外線対策の指導だけで、薬を使うことなく短期間で治すことも可能です。重度になると、保険適用外の治療が必要になることもありますし、ニキビ痕は保険診療の範疇では治せません。美容医療で治すことになり、費用も時間もかかります。

インターネット情報をもとにケアをして悪化させる人が多い

誤った治療は恐ろしい結果をもたらします

先日、16歳の高校生（以降Mさん）が、お母さまと来院されました。顔全体がニキビによる炎症で赤く腫れ上がっていました。ご本人も相当悩んで、いろいろと調べたのでしょう。Mさんの頭の中は、ニキビ治療に関するインターネット情報でいっぱいで、その多くが根拠のない誤ったものでした。

私はMさんの話を一切否定せずに聞きました。彼はいろいろな病院を渡り歩き、最終的にはフラクショナルレーザー（89ページ参照）という施術を行ったことで、顔全体がひどくただれて腫れ上がっていたのです。Mさんは、その顔を誰かに見られるのが嫌で、家にずっと引きこもり、「顔の皮膚を一度はがしたら、全部きれいになるのかな」とまで思っていたと言います。

Mさんとは1時間くらい話をし、今後はいろいろな方法に手を出さず、治療計画を立てて一緒に治していきましょうと約束しました。

顔全体にニキビや痕が広がると、その人の生活の質は著しく落ち、自己肯定感の低下にもつながります。多感な高校生にとってはなおさらでしょう。わらにもすがる思いでインターネットの情報を見て、民間療法や誤ったケアを試したくなる気持ちはよくわかります。

でも、そこまでひどくなる前に来てくれれば……と悔しい思いでいっぱいです。誤情報を発信する人には憤りすら感じます。

近年、ニキビ治療専門と名乗るクリニックが乱立しています。治療・施術内容を詳しく聞いてみると、各患者さんの症状に合わせた治療が行われていることは少ないです。また、一般的に高額です。十分なカウンセリングを受けて、納得した治療薬の外用・内服や施術のみを受けるようにしましょう。

ニキビに悩んでいる方は、できるだけ早く、皮膚科医にかかるという発想を持ってほしいと思います。

ニキビの
治療方法

今のニキビの状態をまずは知る

炎症のある・なしで治療法は変わります

ニキビの治療にあたっては、まず、患者さんのニキビの状態をよく観察します。今は面皰が多い維持期なのか、赤ニキビや黄ニキビが多い急性炎症期なのか。あるいはニキビ痕が悩みの主体なのか。ニキビの状態によって治療法が異なるからです。

ニキビが炎症（赤ニキビ・黄ニキビ）を起こしている場合は抗菌薬を使用して、アクネ菌の増殖を抑えます。炎症を起こしていない状態、つまり、微小面皰や面皰（白ニキビ・黒ニキビ）の治療には、アダパレンやＢＰＯという外用薬を使用します。これらは肌をピーリングして毛穴の詰まりを改善していくものです。面皰の治療を抗面皰治療またはコメド治療と言います。

ニキビの状態と治療法

	急性炎症期			維持期	
ニキビの状態	重度の炎症＋面皰	中度の炎症＋面皰	軽度の炎症＋面皰	面皰＋軽度の炎症	面皰と微小面皰のみ
主な治療薬	内服抗菌薬、外用抗菌薬＋アダパレン、BPO	内服抗菌薬、外用抗菌薬＋アダパレン、BPO	アダパレン、BPO＋外用抗菌薬	アダパレン、BPO	アダパレン、BPO

スキンケア

ニキビができているときは、白・黒ニキビ、赤・黄ニキビだけ、ということはなく、混在しています。ですから抗菌薬と面皰の治療薬を併用し、新しいニキビの発生を抑えながら治療していくことが基本となります。

ニキビはアトピー性皮膚炎や乾癬のように、内服薬や注射で速やかに治る病気ではありません。だからこそ、地道な治療を根気強く続ける必要があります。治療を続けて、新たなニキビの芽を刈り取っていけば、いずれニキビができない日が必ずやってきます。治ると信じて、治療を続けましょう。

ニキビの治療方法

抗面皰薬は「チョン乗せ法」から始める

時には漢方薬の併用も行います

急性炎症期のニキビに使用する抗菌薬には内服薬と外用薬があります。外用薬は、炎症を起こしている赤・黄ニキビに直接塗ります。

内服薬は、漢方薬との併用を当院ではすすめています。同じ抗菌薬を飲み続けていくと菌が耐性を持ち薬が効かなくなるからです。1カ月飲んで効かなくなったら漢方薬を飲み、しばらくしてまた別の抗菌薬を飲むという治療を行います。

抗面皰薬については、アダパレンかBPO、および両者を混ぜた薬が現状では多く使われています。大変効果的ですが副作用もあり、塗ると赤くなってヒリヒリとした痛みが生じたり、塗ったあとの皮膚が乾燥してポロポロと皮がむ

抗面皰薬のチョン乗せ法

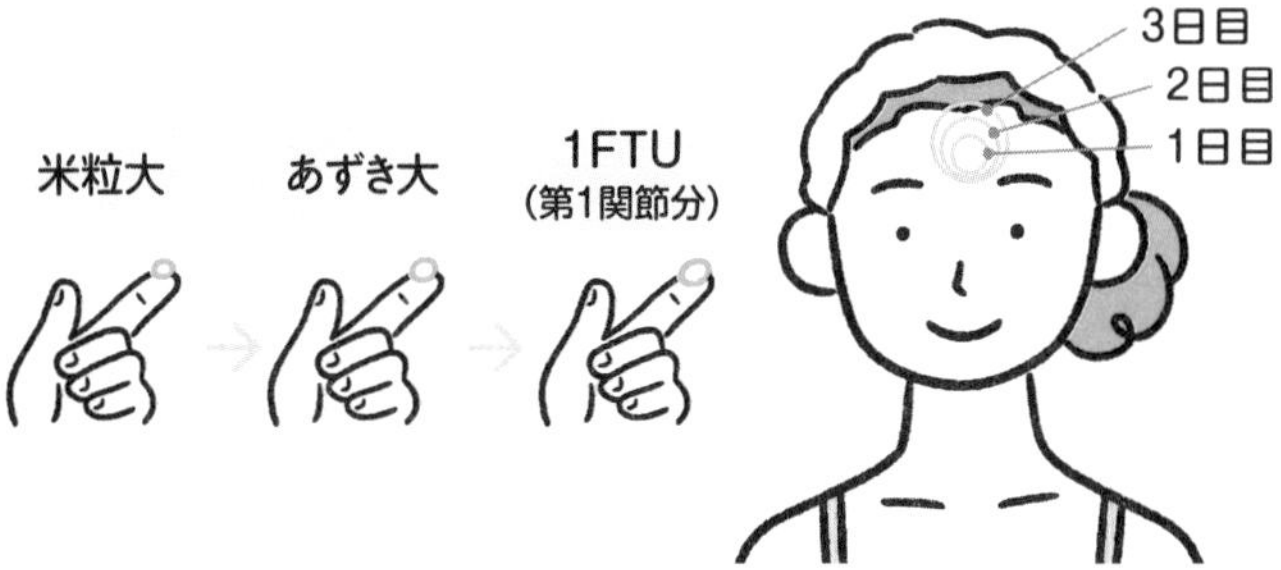

慣れてきたら、1日目、2日目、3日目と徐々に範囲を広げて1FTU（約 0.5 g）を顔全体に塗る。

けたりすることがあります。いきなり広範囲に塗ることは避け、最初は最も気になるニキビに米粒くらいの少ない量を、狭い範囲にちょんと乗せる（チョン乗せ法）ところから始めましょう。様子を見て、徐々に塗る範囲を広めていきます。

赤くなったりヒリヒリしたりするのは、通常、最初の数週間だけで少しずつ刺激を感じなくなります。ヒリヒリした痛みがつらい人は、痛みが出たら洗い流してもかまいません。強い赤みやかゆみを生じる場合は、使用をやめて医師に相談してください。

1日や1週間では治らない
寛解には1年かかると覚悟して

3カ月単位で改善します。根気強く治療を

8月のある日、某男子高校生が「10月の修学旅行までに治したい」と来院されました。顔全体に炎症が広がっていて、かなり長い間ニキビに悩まされてきた様子です。治してあげたいのはやまやまですが、そう簡単ではありません。

ニキビに悩む方には、インターネットで「ニキビ　早い」で検索し、上位にくる化粧品や医薬部外品を購入したりクリニックに行ったりする人が多いです。当院に来られる患者さん300人に行ったアンケートでも一番の望みは「早く良くなること」でした。しかし、期待を裏切るようで心苦しいのですが、ニキビの治療は3カ月単位で経過を見るのが基本です。

ニキビを、軽度、中度、重度に分けると、重度から中度まで改善するのに3

治療期間の目安

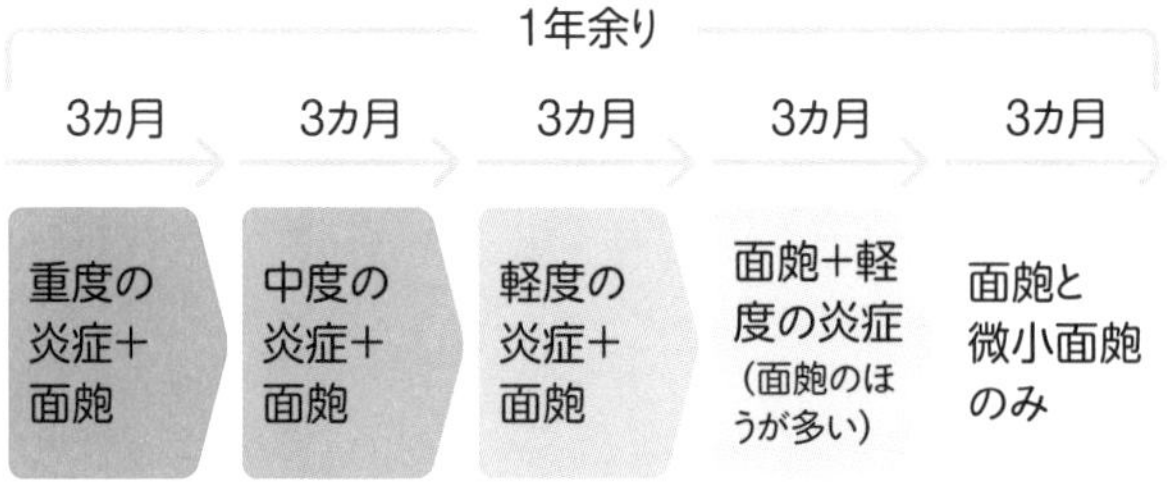

通院回数の目安

炎症がある場合：2週間に1回、炎症の治療を中心に行います。
炎症が軽減したら：月1回、抗面皰治療中心に移行します。

カ月、中度から軽度に改善するのに3カ月が目安です。軽度と言っても、軽い炎症（赤ニキビ・黄ニキビ）がまだ残っている状態です。ここからさらに、維持期（軽度の炎症はあるが面皰のほうが多い状態）になるまでに3カ月、炎症がなく面皰と微小面皰のみの状態になるまで3カ月。1年余りかかります。

ただ、3カ月ごとに「良くなった」という実感は得られます。炎症状態が1年間ずっと続くわけではなく、確実に改善していきますから安心してください。焦る気持ちはわかりますが、焦らず確実に、治していきましょう。

ニキビ治療の方法はたくさんあれども進歩は遅め

それでも効果的な治療法はあります

治療の1つにニキビ圧出法というものがあります。炎症を起こす前の面皰の頂点に小さな針穴を開け、面皰圧出器という器具でニキビの中にある膿や皮脂を取り出す方法です。保険適用なので、少ない負担で治療ができます。

医療機関で行うニキビ圧出は専用の器具を使用するためほとんど傷がつかず、感染症の心配もありません。自己処理では、ばい菌が入って化膿したり痕が残ったりする恐れがあるので、絶対にやめてください。

ほかにも、AGNES《アグネス》という治療機器があります。毛穴に超極細の針を刺して高周波の熱で毛穴の皮脂腺を破壊する治療法です。ニキビの原因を根本からなくす治療なので、一度施術した毛穴からはニキビは再発しません。**繰り返し**

ニキビ治療に用いられる主な漢方薬

漢方薬	こんなときに効果的
清上防風湯《せいじょうぼうふうとう》	化膿傾向、隆起し尖っている、赤ら顔
黄連解毒湯《おうれんげどくとう》	炎症が強い、イライラ、不眠、赤ら顔
桂枝茯苓丸《けいしぶくりょうがん》・桂枝茯苓丸《けいしぶくりょうがん》加薏苡仁《かよくいにん》	ニキビが紫色、月経による悪化、のぼせ、足の冷え
荊芥連翹湯《けいがいれんぎょうとう》	炎症が強い、皮膚が浅黒い、鼻炎・蓄膿症
十味敗毒湯《じゅうみはいどくとう》	主に紅斑・丘疹が見られる、中程度の化膿、赤ら顔
加味逍遥散《かみしょうようさん》	上半身の発作性熱感・発汗、神経過敏、月経異常
当帰芍薬散《とうきしゃくやくさん》	貧血傾向、冷え性、肩こり、めまい、月経異常

同じところにニキビができる方に効果的な治療です（保険適用外）。ただし、医療機関によっては雑な施術をされることがあるので注意が必要です。

漢方薬の柴苓湯《さいれいとう》には、体の免疫反応を調整し炎症をやわらげる働きや、体内の水のめぐりを良くして余分な水分を排出する働きがあります。ニキビ痕になる手前の状態に大変効果があることがわかっています（保険適用外）。

ただ、ニキビについては多くの施術法や治療機器があるものの、ほかの皮膚疾患に比べて治療の進展が遅い傾向にあるのも事実です。

ニキビ痕の治療は美容医療がメインです

ニキビ痕には、形状の痕として、クレーター型（平べったく浅い）、アイスピック型（小さくて深い）、ケロイド型（ひきつれ盛り上がる）などがあります。また、色調の痕として、色素沈着を起こしてシミのようになる場合や、赤みが濃く残る場合もあります。**治療は、美容医療（自由診療）がメインとなります。**

1つはダーマペンです。極細の針で、皮膚表面に目に見えないほどの微細な穴を開け、肌の再生力を活性化させる治療方法です。肌表面の穴を修復する過程で、コラーゲンやエラスチンが大量に作り出されるため、**肌自体が自然に若返る効果を実感できます。**

当院では、ダーマペン4という、アメリカの厚生労働省にあたる食品医薬品局（FDA）の承認を得た治療機器を使用しています。

軽度の場合は月に1回×5カ月の施術でかなり改善します。多い方でも10回が目安。顔全体での1回あたりの料金は、医療機関により幅がありますが

美容医療の注意点

1. 1人でカウンセリングに出かけない
2. その日のうちに契約をせず、いったん持ち帰って検討する（クーリングオフがあるか確認）
3. セカンドオピニオンを求める（複数のクリニックでカウンセリングを受ける）
4. 施術の効果だけでなく、副作用やデメリットを確認し十分に理解する
5. 治療機器が国の認可を受けているかどうかを聞く（医師には答える義務がある）
6. 施術後のアフターケアや医師によるチェックなど、最後まで診てくれるかを確認

美容医療は高い効果があるものの、国の認可を受けていない治療機器を使った施術を行う、医師の技量が未熟である、期待した効果が得られないなどの問題点が多いのも事実。施術を選択する際には上記の点に注意。

1万8000~2万5000円程度のところが多いようです。

CO^2（炭酸ガス）フラクショナルレーザーというものもあります。レーザーによって皮膚に多数の穴を開け、肌の再生力を向上させるという治療です。ダーマペンと似ていますが、ダーマペンは極細の針で肌に穴を開けるのに対し、フラクショナルレーザーは、レーザーで穴を開けるのが違いです。

フラクショナルレーザーで穴を開けたあとはかさぶたになり、その後自然にはがれますが、赤く腫れたり、ただれたりするケースもあります。

ニキビのよくある勘違い

「ニキビはつぶすと早く治る」「便秘がニキビを作る」は嘘

ニキビは簡単に治る病気ではありません

「日焼けするとニキビが治る」というのはまったくの間違いです。紫外線は皮膚の細胞を壊し、肌に酸化ダメージを与えます。ニキビの治療法の1つに、光治療があります。ニキビにLEDをあて（紫外線ではない）アクネ菌を死滅させる治療法ですが、これが誤情報につながったのかもしれません。

「ニキビはつぶすと治る」というのも間違いです。

ニキビ圧出法（86ページ参照）など、ニキビをつぶす治療法は確かにありますが、医療機関の衛生的な環境で行うべき施術です。自分ではやらないでください。ばい菌が入って悪化したりニキビ痕が残ったりすることがあります。

「脂っこいものを食べるとニキビができる？」という疑問も耳にします。これも勘違いです。ほかにも、食べるとニキビができやすいものの情報はたくさんありますが、食とニキビの因果関係を証明する論文はほとんどありません。

チョコレートに関しては例外的に論文があり、「ニキビとの関連はない」という結論が出ています。ただし、食後血糖値の急上昇がニキビ形成に関与しているという報告があります。やはりバランスの良い食事は大切と言えます。

「母親がニキビ肌です。遺伝しますよね」と言う患者さんもいます。可能性はありますがはっきりした根拠はありません。

一卵性双生児は1人にニキビができると2人ともニキビができる傾向があるが、二卵性双生児の場合は1人しかニキビができないという統計データもあります。でも、ニキビができやすい遺伝子というものは見つかっていません。

「便秘がニキビの原因になる」というのが最も多い勘違いかもしれません。腸内環境が良くないと肌が荒れるということは確かにありますが、これについてもニキビとの因果関係を証明する論文はありません。「悪化要因」ととらえておくのが無難です。

ニキビに良いスキンケア

ニキビ予防の基本は1日2回のダブル洗顔

男性こそクレンジングをしましょう

ニキビの一番の予防法はスキンケアです。スキンケアの基本は、清潔、保湿、紫外線対策の3つ。中でもニキビケアで重視したいのは「清潔（洗顔）」です。一番やってはいけないのは、ゴシゴシ洗うことです。皮膚を守るバリアを壊してしまうので、絶対にやめましょう。

洗顔回数は、朝起きたときと夜寝る前の2回。ぬるま湯で洗います。水では毛穴が閉じて汚れが落ちず、熱いお湯では皮脂が奪われてしまうからです。洗顔の前に、クレンジング用のオイルやジェルで汚れを落とします。皮脂の多い男性もぜひクレンジングをしましょう。就寝中に毛包に溜まった皮脂を取り除くために、朝もクレンジングを忘れずに。クレンジング剤が少ないと

ニキビを防ぐ洗顔

洗顔前のクレンジング

- 寝起きと寝る前の2回行う
- 絶対にこすらない
- クレンジング剤はたっぷりと使う（500円玉大が適量）
- ぬるま湯で洗い流す

洗顔

- 寝起きと寝る前の2回行う
- 洗顔料は十分に泡立てる
- 泡を転がすようにやさしく洗う
- しっかりすすぐ

肌をこするようになるので、たっぷり使うのがポイントです。その後はぬるま湯で洗い流し、ダブル洗顔します。洗顔料はよく泡立てて、泡を転がすように円を描きながらやさしく洗いましょう。洗顔料には界面活性剤が含まれていて、肌のうるおいを奪います。1分以内に手早く洗うのがコツです。

ただし、すすぎはしっかりしてください。洗顔料が残っていると肌荒れの原因になります。洗顔後はやわらかいタオルを顔に押しあてるようにして水分をふき取ります。

面皰や微小面皰に溜まった皮脂の排

出を促すために、ピーリング石けんを使用することもあります。グリコール酸という成分に、毛穴をふさいでいる角栓を取り除き、皮脂を排出する効果があります。しかし毎日使うと肌が乾燥しすぎるので、肌の状態を見ながら週2回にするなど、医師の指示に従ってください。

化粧水と乳液・クリームでしっかり保湿します

洗顔の次は保湿です。まず、化粧水で皮膚に水分を補い、次に乳液やクリームで皮膚にふたをして、肌の水分が蒸発するのを防ぎます。

外用薬を塗る場合は、化粧水のあと、乳液・クリームの前が基本です。

「肌が脂っぽいので、乳液やクリームは塗らないほうが良いですよね？」とおっしゃる方もいますが、これは勘違い。ニキビ以外のところは乾燥している場合もありますし、アダパレンやBPOによる治療中は、皮膚がカサカサになりますから、必ず保湿をしましょう。

スキンケアをすればメイクもしてかまいません

「メイクをするとニキビが悪化するのでは……」と心配される方も多いです。そういった患者さんに向けて、当院ではメイク指導もしています。

接客などの仕事をする人にとって外見の問題は切実です。メイクでニキビを隠すことで、ご本人が気持ち良く過ごせるなら、男性もメイクをしていいのです。化粧品も進化しており、今ではニキビの人も使用できる、低刺激でノンコメドジェニック※の化粧品もあります。アイメイクや口紅などのポイントメイクで、視線を目や口に誘導し、ニキビを目立たなくする効果もあります。

メイクをするかどうかは、自分の心と相談してみるのも良いでしょう。メイクをしたほうが、外出時に心が楽になる方はぜひメイクをしてください。帰宅後、しっかりとスキンケアをすればニキビへの悪影響はありません。

一方、メイクをすることで、「悪化するのでは」という不安のほうが大きくなる方は、メイクを控えましょう。心を守ることが大切です。

※ノンコメドジェニック＝コメド（微小面皰や面皰）が発生しにくい成分で作られていること。

症例

ニキビ肌復活への道のり

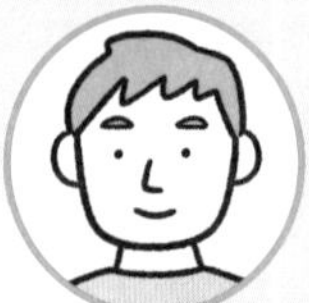

標準治療、漢方薬、美容医療を駆使して寛解へ

Wさん・18歳・男性（初診：2020年12月23日）

1%の可能性を信じて治療を続け、治すことができました

ご家族の協力と深い理解が治療の成果につながりました

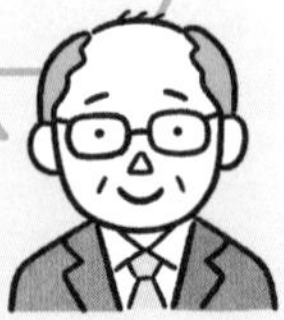

高校生のときに母が病気で入院し、そのストレスと思春期が重なったのか、急にニキビが出始めて、あっという間に広がっていきました。美容やメイクに興味があり、美意識も高かったので心を病みました。「肌を全部ナイフでそぎ落とせばきれいになるのでは」と思い詰めるまでになりました。市販薬ではらちが明かず、皮膚科にも通いましたが効果がなく、家族とも相談してセカンドオピニオンのつもりで豊田先生のところに来ました。

僕の肌の状態を見て、いろいろな治療法を段階的に試してくれて、実際に効果も感じられたので希望が見えてきました。治療法について細かく説明をしてくれるので安心感がありましたし、「責任を持って治療していく」と言ってくれたのが心の支えだったように思います。それでも劇的に改善とはいかず、焦ることはありました。でも、そこでやめたら治る可能性はゼロ。1%でも可能性があるなら、そちらに賭けようと決心。ようやく目に見えて効果が出てきたのは、初診から1年を過ぎた頃です。指導通り、スキンケアも継続しています。先生に会わなければ今の自分はなかったと、感謝しています。

症例
ニキビ肌復活への道のり

2週間ごとの診療時に治療法を見直し効果のある治療を模索し続けた

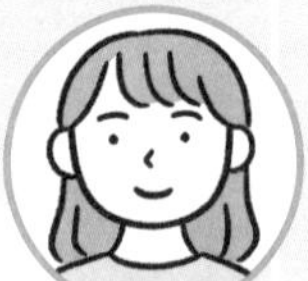

Tさん・24歳・女性（初診：2020年4月18日）

諦めずに通院を続けたことで自分に合う治療法に出会えました

地道なスキンケアと2年間で50回の通院。粘り強さによる完全勝利です

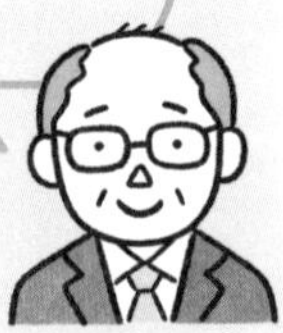

就職し、親元を離れて1人暮らしを始めると、不規則な生活が悪かったのか、ニキビができ始め、コロナ禍のマスク生活で一気に増えました。これはまずいと思い、近所で話題だった豊田先生のクリニックを訪れました。豊田先生はニキビの状態をていねいに見て細かく説明をしてくださり、このときにいただいた薬を使うとすぐに効果が現れてびっくり！　以来、ずっと通うようになりました。スキンケアも教えられた通りきちんと続けました。

1年間は保険の範囲と決めて、外用薬と内服薬を使い、光線療法を受けましたが、仕事でストレスが溜まると悪化し、一進一退。2年目に入る頃にダーマペン（88ページ参照）の施術を6回受けました。それでもすぐには良くならず、心が折れそうになりました。でも、良くならなければ薬を変えるなど、私に合った治療法を探してくださいました。良くなったら「良くなったね」と声をかけてくれるのが、すごく励みになりました。2年目を過ぎた頃からみるみる良くなり、ほとんどニキビが気にならないところまで改善。治したい一心で、諦めずに自分に合う治療法を見つけられたことが良かったのだと思います。

Column

地道なスキンケアと治療で必ず良くなる

皮膚疾患の治療はルーティンこそ命です。当たり前のことを「自分のために」欠かさず続ける。簡単なように思えますが、これができる人はごくわずかです。

皮膚疾患は寛解までに長い時間がかかることも多く、先の見えない不安からやめたくなる人もいるでしょう。しかし、「もうこのくらいでいいや」と諦めないことが大切です。面倒でも続ける。飽きてもやめない。「言うは易し、行うは難し」です。だからこそ伴走してくれる存在が必要です。ご家族でも友人でも、医療関係者でもいい。私は最後まで責任を持って、関わってくれたすべての患者さんに伴走する覚悟で治療にあたっています。

ルーティン（行動）が心（メンタル）を作り、それが治す力になる。諦めていた肌の悩みから解放される、ひと筋の道だと信じています。

PART

4

手荒れからの復活

手荒れってどんな病気？

バリア機能の低下で起こる湿疹や水疱、ひび割れ、かゆみ、痛み

「治りません」と言われる皮膚疾患の代表格です

手湿疹とは、いわゆる手荒れのこと。刺激性のある物質やアレルゲンに触れることによって起こる接触皮膚炎の一種です。

手湿疹を発症すると、赤く腫れたり、ひび割れや水疱などができたりして、激しい痛みやかゆみを生じます。長期間、原因物質に触れることで慢性化し、手の皮膚が硬くゴワゴワになってしまうこともあります。最初は指先に発症し、悪化すると指全体から手のひら、手の甲にまで広がっていきます。

医療従事者や介護職、美容師、建設業者をはじめ、薬液や消毒液を頻繁に使う職業の人によく見られるほか、段ボールなど紙を扱う職業の人（紙が手の皮脂を奪ってしまう）、水仕事の多い人もしばしば悩まれています。

手湿疹の分類

刺激性接触皮膚炎	薬品や洗剤などによる化学的な刺激が原因で起こる
アレルギー性接触皮膚炎	化学物質などによるアレルギーが原因で起こる
アトピー型手湿疹	アトピー性皮膚炎が手に発症する
たんぱく質接触皮膚炎	食品に含まれるたんぱく質、動物のフケ、ミルクや花粉などが原因で起こる

また、アトピー性皮膚炎の方は、皮膚のバリア機能が低下しているので、手湿疹になりやすく、悪化しがちです。

アレルゲンとなりやすい物質が含まれるものは、ゴム手袋、金属、化粧品、衣服、医薬品、動物、植物、野菜など多岐にわたり、簡単に避けられないため、治療も困難になりがちです。

手湿疹は、汗疱《かんぽう》、異汗性湿疹《いかんせいしっしん》、手《て》白癬《はくせん》、掌蹠膿疱症《しょうせきのうほうしょう》など、ほかの皮膚疾患と間違えられやすいのが特徴です。病気が異なると、当然治療法も異なりますので、治療の際にはその見極めが重要です。

手は毎日使うものの原因を取り除くことはむずかしい

生活を変えずに済む治療がベストです

手湿疹が治りにくい理由の1つに、「手は毎日使うものだから」ということがあります。私たちの手は、天然の保護バリア（皮脂膜と角質層）によって守られています。しかし、水仕事や薬剤などによって保護バリアが壊されると、外からの刺激を受けやすくなります。毎日手を使うと、保護バリアが回復しないうちに刺激を受け続けることになり、手湿疹が悪化してしまうのです。

原因から完全に離れてしっかり手を保湿すれば1カ月くらいで根治できるかもしれません。ですが、薬剤を使って仕事をしている人に「薬剤を使うな」と言うのは、「仕事をやめろ」と言うようなもので、現実的ではありません。だから私は、現状の生活を維持しながら改善する方法を探っていきます。

保護バリアがどんどん壊れてしまう

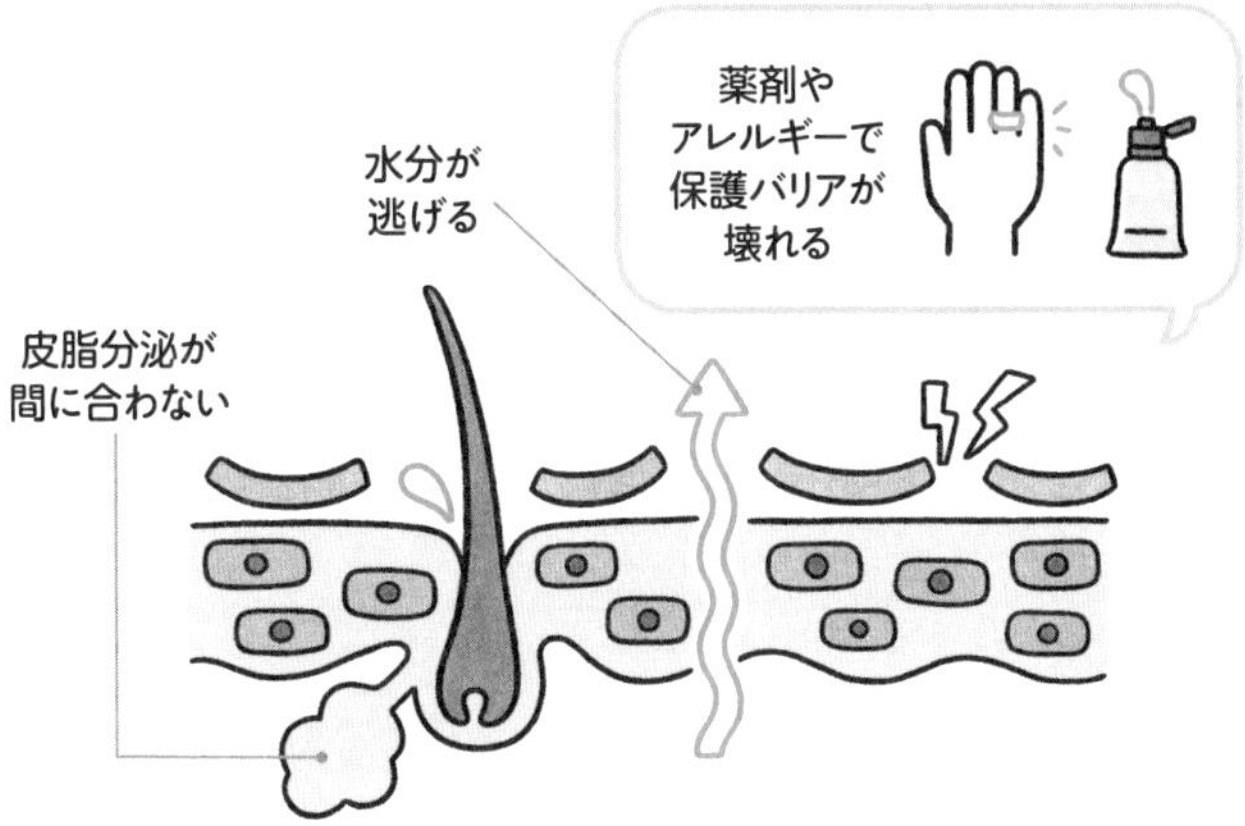

以前、薬物を使用する職業の方がひどい手湿疹に悩んで来院されました。ゴム手袋をしていても薬物が付着するため、除去のために強い洗剤で手を洗うそうです。その洗剤がしみて、飛び上がるほど痛い。それでも、洗剤を使わざるを得ないとおっしゃられました。そこで私は洗剤を変えることを提案しました。すると手湿疹が良くなっていったのです。その方も仕事をやめることなく続けられています。

生活を変えないで済む方法を提案できるのも、通院してくださる中で会話を重ねたからこそでしょう。

手荒れが治りにくい理由

原因物質の特定にとにかく時間がかかる

思わぬところから原因が見つかることもあります

アレルゲンが原因の手湿疹（アレルギー性接触皮膚炎）は、原因物質が特定できれば、それを除去することで改善します。ところが、原因物質を見つけるのが非常にむずかしい。これも治りにくい理由の1つです。

たとえば、ゴム手袋にかぶれて手湿疹になる人は多いです。ゴム手袋は製造過程でさまざまな化学物質を使用するため、どの物質が皮膚炎を引き起こしているのかを突き止めるのは至難の業です。

原因物質を突き止める方法に「パッチテスト」というものがあります。原因と思われる物質を薄めたものを48時間背中に貼り付けて、2日後に反応を見る検査です。パッチテストは複数回行うことが推奨されています。検査物質を取り除いたあとも、反応がどのように変化していくかが判断の大切な条件となる場合があるため、72時間後（場合によっては1週間後）にも判定が必要です。

治療の途中で思わぬところから原因が見つかることもよくあります。

ある患者さんの湿疹の状態が急に良くなったので、最近何か変わったことがなかったかを聞いたら、劣化した歯の金属の詰め物をセラミックに変えたとのこと。パッチテストをしたらクロムに反応しました。歯科医にも確認したところ、詰め物にクロムが使用されていることがわかりました。この患者さんは、ほかの詰め物もすべてセラミックに変えて、本当に症状が良くなりました。

ほかにも、手洗いに使っていた泡の石けんを普通の固形石けんに変えてもらっただけで、手荒れが改善したという例もあります。泡の石けんには発泡剤が含まれていて、それがアレルゲンになっていたのです。

ナッツ類を食べて急に手湿疹が悪化した人もいました。ナッツ類にはニッケルが含まれています。パッチテストをすると、やはりニッケルアレルギーでした。ナッツ類を食べるのを控えただけでみるみる改善していきました。

手荒れの
治療方法

原因の究明と手の保護による炎症・かゆみの改善

肌の状態に合わせて段階的に治療を行います

皮膚科でよく行われるのは強いステロイド外用薬を使った「攻めの治療」です。でも、攻めの治療はリバウンドする可能性もあり、なかなかうまくいきません。私がおすすめしたいのは「守りの治療」です。「守り」とは、症状が悪化しないように手を尽くすことを言います。ステロイド外用薬に加えて、ハンドローション（化粧水）や手袋、指サックを使い、手を守りながら治していく。それができれば、症状は必ず良くなります。

治療を開始するときは、まず、それまでの経過を聞き、血液検査やパッチテストを行って原因の特定から始めます。手湿疹は手白癬や掌蹠膿疱症など、別の皮膚疾患と見分けがつきにくいため、湿疹の組織を採取して病理組織検査を行うこともあります。

原因物質がわかれば、それを取り除く方法を考えます。

次に、ステロイド外用薬を処方します。かゆみが強い場合は、抗ヒスタミン薬を使います。ひび割れがあって薬がしみる場合は、テープ型のステロイド薬を使ったり、硬くなった角質をやわらかくする薬を塗ったりするなど、痛くならない工夫もできます。

薬での治療以外に大切なのが皮膚の保護です。日中はハンドローションを使って何度も保湿しましょう。ハンドローションはハンドクリームと違い、塗るとすぐに手にしみ込むため、ベトつきもなく、洗っても落ちません。コスパも良いです。ハンドローション→ステロイド外用薬の順で塗ったら、できる人は木綿の手袋をはめます。手荒れが指先に集中していれば指サックでもかまいません。手を使うときは、その上からゴム製の手袋や指サックをはめれば作業もしやすくなります。夜はハンドマッサージやショートコンタクトセラピー（114〜116ページ参照）をしてから寝ます。これが治療の基本の流れです。

手荒れの治療方法

ゴールは完治ではなく寛解

日常生活が支障なく送れることを目指します

手湿疹は、一度改善しても、原因物質を完全に排除しない限り再発します。しかし、どうしても仕事上、環境が変えられないことはあります。

医療従事者で、医療用のゴム手袋が合わず、仕事を変えざるを得なかった方がいます。美容師もシャンプーが原因で手湿疹に悩む人が多い職業ですが、ある患者さんは経営者に理解があり、シャンプーの際にゴム手袋の使用を許可してもらってかなり良くなりました。ただ、これは幸運なケースです。ゴム手袋の使用が認められず、手の痛みに堪えられなくてやめてしまった方もいます。

手湿疹はただの手荒れだと思われがちですが、治りにくい皮膚疾患であり当事者は湿疹によるかゆみやひび割れにともなう痛みに苦しんでいます。

手湿疹で目指すゴール

仕事や日常生活に支障がない状態

普段はスキンケアだけで良い状態を維持

再発しても薬でコントロールできる状態

＝

寛解

周囲の理解が広がってほしいです。

治療のゴールは、手に湿疹やひび割れがほとんどなく、再発しても薬でコントロールでき、ご自身の仕事や日常生活に支障がない状態が継続していること（寛解維持）を目指します。

医師から処方された薬をしっかり塗り、毎日怠らずにスキンケアを行うことで、寛解維持まで治すことは可能です。

特に重要なのは毎日のスキンケア。真面目に続けていけば、必ず改善し再発もしにくくなります。

『地味なことを地道に継続すること』が、一番の治療法です。

手荒れのよくある勘違い

「とにかくハンドクリームを塗れば良くなる」は嘘

手湿疹は皮膚疾患なので治療薬が必要です

手荒れを病気だと思っていない人は多いです。別の皮膚疾患で来院された方の手湿疹がひどかったので「手のほうは治さなくていいのですか」と聞いたら「え、治せるんですか！」とおっしゃった方もいるくらいです。病気だと思っていないため、かなり悪化してから来院される方も少なくありません。

ハンドクリームを塗れば良くなると思っている人も多いです。手湿疹は、手洗いや消毒液などで皮膚のバリア機能が低下して、外部刺激を受けやすくなっていることが原因で起こりますから、こまめに保湿してバリア機能を強化することが予防になります。しかし、手湿疹を発症してしまったら、ハンドクリームだけでは治りません。赤く腫れて炎症を起こしていたり、ひび割れていたりする場合はステロイド外用薬を使って治療を行う必要があります。ステロイド外用薬は薬局で買えます。強さのランクがあるため（33ページ参照）、皮膚科医に、自分に合ったものを処方してもらうほうが良いでしょう。

また、「手袋をすれば手を保護できるか」というと、そう単純ではありません。手が荒れるので、ゴム手袋をつけて水仕事をしたら余計にひどくなったという患者さんはとても多いです。その場合は、ゴム自体や、ゴムの製造過程で使用された化学物質がアレルゲンになっていることが考えられます。もし、手を保護するために手袋を使うなら、木綿の手袋をして、その上から使い捨てのビニール（ポリエチレン）手袋をすると良いでしょう。

手を乾かすときに、ハンドドライヤーを使用する方がいます。嘘かと思われるかもしれませんが、これも手の乾燥を促進してしまうのでやめましょう。やわらかいタオルで、こするのではなく手を押さえて水滴を吸い込ませるようにしてふき取りましょう。ハンドドライヤーの使用をやめてタオルに変えただけで手湿疹が改善した患者さんもいます。

手荒れに良いスキンケア

マッサージで血行促進 爪も一緒に保湿する

1日働いた手をねぎらってあげましょう

手は1日中忙しく働いています。夜寝る前のハンドマッサージを習慣にして、手をいたわってあげましょう。

洗って清潔にした手にたっぷりハンドクリームを塗り、「今日も1日ごくろうさま」と手に話しかけながら、指を1本1本マッサージします。

心を落ち着けて、好きな音楽でも聞きながら。アロマをたいてもいいでしょう。1日の終わりの癒しタイムとして習慣にしてください。

爪先にもしっかりクリームを塗ると爪が生き生きし、ささくれの予防にもなります。きれいになった自分の手を思い浮かべながらマッサージをしてもいいですね。イメージはとても大事です。

ハンドマッサージの手順

1

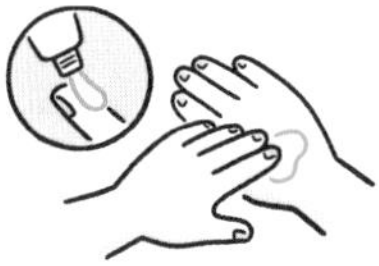

たっぷりのハンドクリームを手の甲に塗る。

2

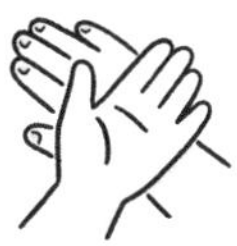

手の甲を重ねてハンドクリームを広げる。

3

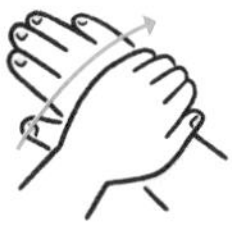

手のひらで、親指側から小指側にマッサージしながらすり込む。

4

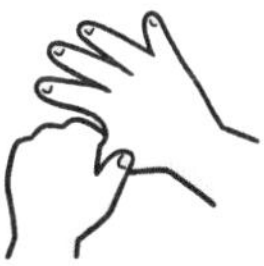

親指から順に、指1本ずつていねいに塗る。

5

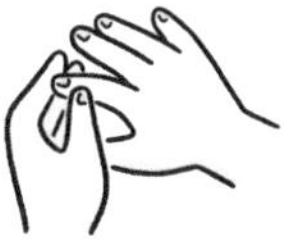

爪のまわりにもていねいに塗り込む。

6

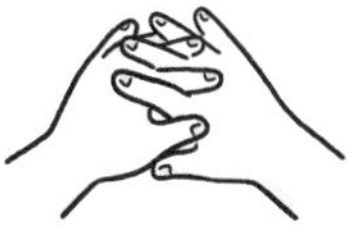

指の股にハンドクリームを行きわたらせる。

7

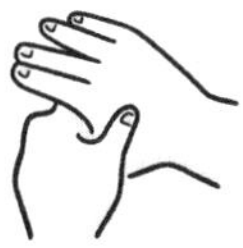

親指と人差し指の間を気持ち良い痛さで押す。

8

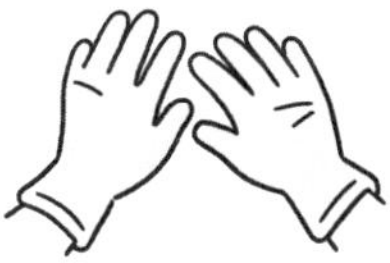

手袋をして寝ると効果的。

※ハンドマッサージは、治療やショートコンタクトセラピーなどで手の状態が改善してから行う。

ショートコンタクトセラピーのやり方

1 手を洗って
ハンドローションで保湿

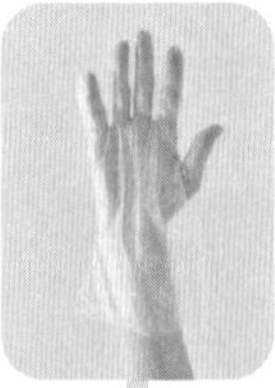

2 ステロイド外用薬を塗り
ビニール手袋（右上写真）をする

3 1時間後に手を洗って
薬を落とす

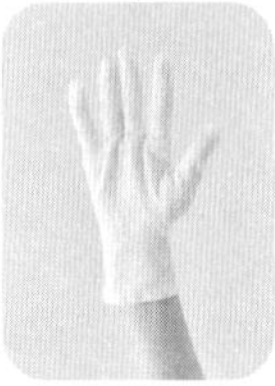

4 保護剤を塗り、木綿の
手袋（右下写真）をして就寝

おすすめの保湿法をお伝えします

就寝前にしてほしい「ショートコンタクトセラピー」というものがあります。まず、手を洗ってハンドローション（化粧水）で保湿します。次に、ステロイド外用薬を手に塗り、ビニール手袋をして1時間放置します。1時間経ったら、手を洗って薬を落とし、保護剤（乳液やハンドクリーム）を塗ります。そして、木綿の手袋をつけてそのまま就寝します。これを毎日続けると、劇的に手の状態が良くなります。

手を刺激から守る日常生活の工夫のコツ

刺激を避け、こまめに保湿をしましょう

食器は、洗剤を洗い桶に入れて水で薄めた中に入れ、つけ置き洗いをします。こうすることで、少ない洗剤で洗いものができ、手への刺激が軽減します。薄めた洗剤でも食器は十分きれいになります。

冬に冷たい水で洗いものをするのは避けてください。血行が悪くなり、皮膚に酸素が運ばれなくなるからです。

手湿疹でビタミンEを処方することがあります。ビタミンEには血行を促進する働きがあるからです。逆に、熱いお湯で洗いものをすると皮脂が流れて皮膚の保護バリアを壊してしまうので控えましょう。ぬるま湯がベストです。

ハンドローション・クリーム選びのポイント

1 しみない

2 使うとしっとりする感覚がある

3 ベタつかない

4 好きな香りのもの

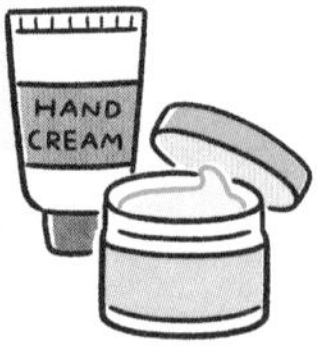

ぬれた手は必ずふいて乾かします。

ぬれたままや生乾きのままでいると皮膚がふやけて保護バリアが壊れてしまいます。

水仕事のあとは、ハンドローション（化粧水）で保湿しましょう。

手がひび割れて血がにじむほど悪化している場合は、ハンドローションがしみて痛むことがあります。その場合はまず、ステロイド外用薬で炎症を抑え、手の状態を改善してから塗ると良いでしょう。

手を守る日常生活の工夫

食器はつけ置き洗いで

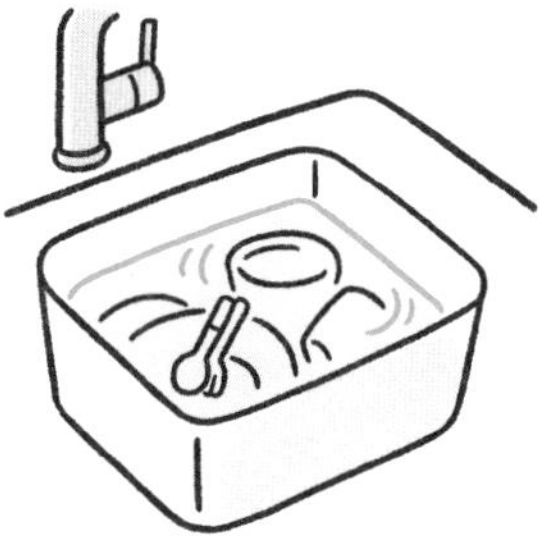

冷たい水で洗いものをしない

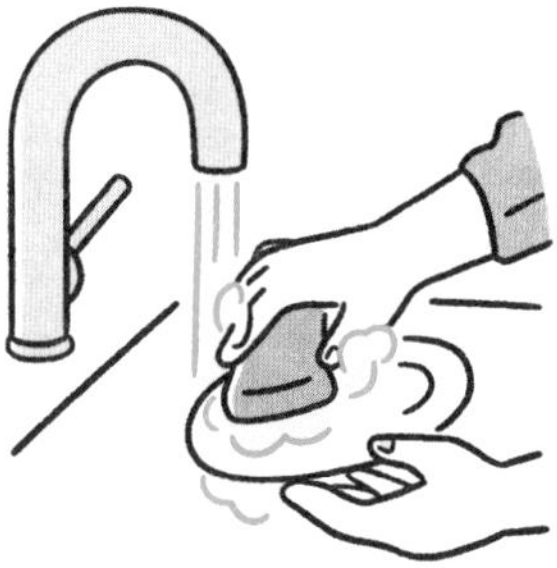

ビタミンEで血行を良くする

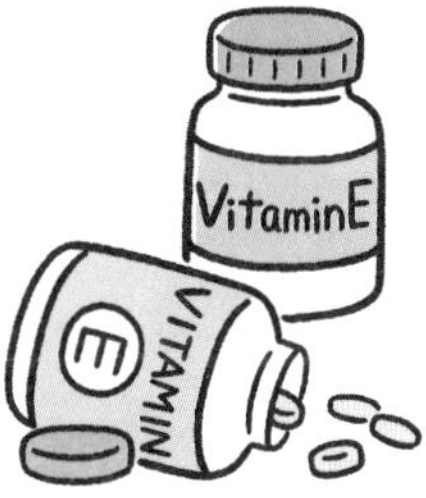

水仕事のあとはハンドローションで保湿

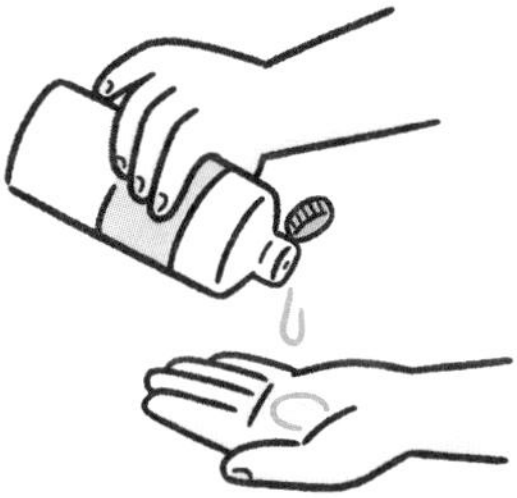

洗面台や台所など、水まわりの目のつくところにハンドローションを置き、わざわざ探さなくてもすぐに使えるようにしておくのもポイント。ポケットやカバンに入れて持ち歩くのもおすすめ。

症例

手荒れ
肌復活への
道のり

薬による治療とスキンケア
手袋を使った手の保護が効果を発揮

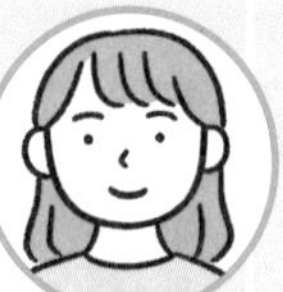

Oさん・53歳・女性（初診：2011年3月1日）

手荒れくらいで病院なんて……
と長い間悩んでいました

外用薬を指示通りに使う
地道なスキンケアが効を奏しました

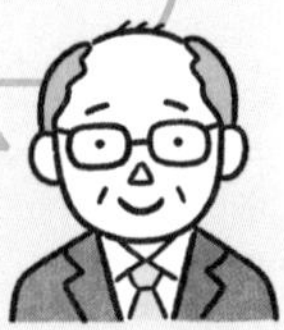

5年ほど前から急に手荒れがひどくなり、水疱ができてはかき壊すことを繰り返していました。最初は「病院に行くほどではない」と思っていましたが、指先と手の甲だけだった手荒れが手のひらにも広がり、硬くなった皮膚が裂けて物を持つこともできないほど痛むように。「自分の力ではどうにもならない」と思い、豊田先生に相談しました。

ステロイド外用薬と抗ヒスタミン薬を処方していただき、1日2回の塗布とスキンケアを欠かさず続けました。でも、毎日手を使うのでなかなか良くなりません。それでも「治します」と言ってくださった先生を信じて、地道に薬とスキンケアを続けるしかない、と腹をくくりました。

自宅でも水仕事やシャンプーをするときと睡眠時には、木綿の手袋とビニール手袋をして手を保護するなど、できるだけ手湿疹を悪化させない工夫を続けつつ、月1回の光線療法（保険適用外）にも通いました。すると、あるときを境に明らかに良くなり始めました。今は、症状が少し悪化したときだけ薬を使い、それ以外の場合はスキンケアだけで良い状態をキープしています。

Column

汗疱、異汗性湿疹、手湿疹の違い

汗疱は手のひらや足裏に2～5mm程度の小さな水疱が多発する病気です。多くは2～3週間で水疱が消えて治ります。異汗性湿疹は、汗疱にかゆみや痛みといった症状がある状態を指します。異汗性湿疹が手のひらや手指にできたものが手湿疹のベースになることがあります。汗をかく季節に発生しやすいのが特徴ですが、水疱ができる場所と汗腺の開口部が一致しないため、汗腺の異常ではないと考えられています。

治療には、どちらもステロイド外用薬や、角質溶解薬（尿素製剤、サリチル酸ワセリン）、抗ヒスタミン内服薬が処方されます。

異汗性湿疹は、足裏や足指の間にできることもあります。症状も見た目も似ているため、よく水虫と間違えられます。原因も治療法もまったく異なりますので、疑わしいときは、速やかに皮膚科医に診てもらいましょう。

PART

5

乾癬からの復活

乾癬って
どんな病気？

皮膚のターンオーバーサイクルが異常に短くなって起こる慢性疾患

多くの患者さんにかゆみをともなう病気です

乾癬《かんせん》とは、皮膚が赤く盛り上がり（紅斑《こうはん》）、角質が厚く硬くなって表面に白い鱗屑《りんせつ》が付着し、やがてフケのようにはがれ落ちる炎症性角化症の一種です。ターンオーバーのサイクルが異常に短くなるため、表層の未成熟な角質がはがれにくく、積み重なることで皮膚が厚くなります。多くの方はかゆみをともないます。また、複数かつ過剰な炎症性サイトカイン（36ページ参照）が作り出されており、その結果、不必要な炎症が発生しています。でも原因は、完全にはわかっていません。

全身のあらゆる部位に発生しますが、頭部やひじ、ひざ、お尻など外部からの刺激の多い場所に生じやすいです。爪にできることもあります。発症頻度

乾癬の種類

尋常性乾癬《じんじょうせいかんせん》	最も頻度が高く、乾癬患者全体の約90%を占める
滴状乾癬《てきじょうかんせん》	小さな皮疹が多発する。20歳以下の若年層に多い。乾癬患者の約4%を占める
膿疱性乾癬《のうほうせいかんせん》	膿疱をともなう。非常にまれで国の指定難病
乾癬性紅皮症《かんせんせいこうひしょう》	紅皮症（紅斑が全身に広がった状態）をともなう。乾癬患者全体の約1%に見られる
乾癬性関節炎《かんせんせいかんせつえん》	関節炎をともなう。乾癬患者全体の約3〜10%に見られる

は男性のほうが高く、女性の2倍です。

遺伝的素因が2割、生活習慣などの外的要因が8割の病気と言われ、特にメタボリックシンドロームとの関連性が強いことがわかっています。肥満や高血圧、糖尿病などを合併していることも多いです。

乾癬の患者数は、野菜や魚が中心の、日本の食生活が欧米化していった1970年代から徐々に増加しています。食生活の変化は乾癬患者の増加と無関係ではないかもしれません。

ストレスで悪化しやすく心ない言葉に傷つく人も多い

乾癬への理解が広がってほしいです

乾癬は人に感染する病気ではありませんが、読み方から「感染」を連想したり、皮膚感染症である「疥癬《かいせん》」と間違えられたりすることもあり、差別的な扱いを受けて傷つく人は少なくありません。頭皮にできた皮疹は、フケ症のように見えるため「頭を洗ってこい」など心ないことを言われる患者さんもいます。顔や衣服で隠れない場所に皮疹ができている患者さんは「他人の視線が気になるので外出したくない」「人付き合いもしたくない」という方が多いです。

乾癬はストレスで悪化することが知られています。他者から受ける差別や偏見、他人の視線もストレスになり得ますし、受験や就職、結婚、出産などによる緊張やストレスから悪化する方も多いです。ストレスについては、病気が

こんな言葉や態度に乾癬患者は傷ついている

それって
うつるんだよね

フケだらけ。
頭、洗っているの？

温泉には
入れないよね？

……
（無言の視線）

治りにくい大きな原因であるにもかかわらず、皮膚科医としてできることが少なく、大変もどかしい思いをします。

乾癬と性格の関連性を調べた研究があります。乾癬の患者さんには、強い不安を抱えている、自己評価が低い、怒りの感情が起こりやすく抑制がきかない、問題を回避する傾向があるなどの特徴があることがわかっています。

また、自殺念慮が強いという報告もあり、「人生を奪う」病気とも言われています。**乾癬はそれほど、心理的負担の大きい皮膚疾患なのです。**

生活習慣病との合併が多く治療は一筋縄ではいかない

ほかの科と連携して治していきます

乾癬は、サイトカインによる複雑なメカニズムの炎症状態に、環境要因をはじめとする外的・内的な因子が加わることで炎症がより強まり、その影響が全身のあらゆる部位に、さまざまな症状となって現れると考えられています。

また、多因子性の遺伝とも言われていて、異常の原因が複数の遺伝子に分離しているため、すべてに遺伝子治療で対処することは困難です。結局、「生まれながらの体質だから治すことはむずかしい」と片づけられがちなのです。

そのほか、メタボリックシンドロームと関連しているケースや、高血圧、糖尿病などを合併していることも多いことから、通常よりも心筋梗塞をはじめとする病気のリスクが高いという報告もあります。

乾癬の要因は多岐にわたる

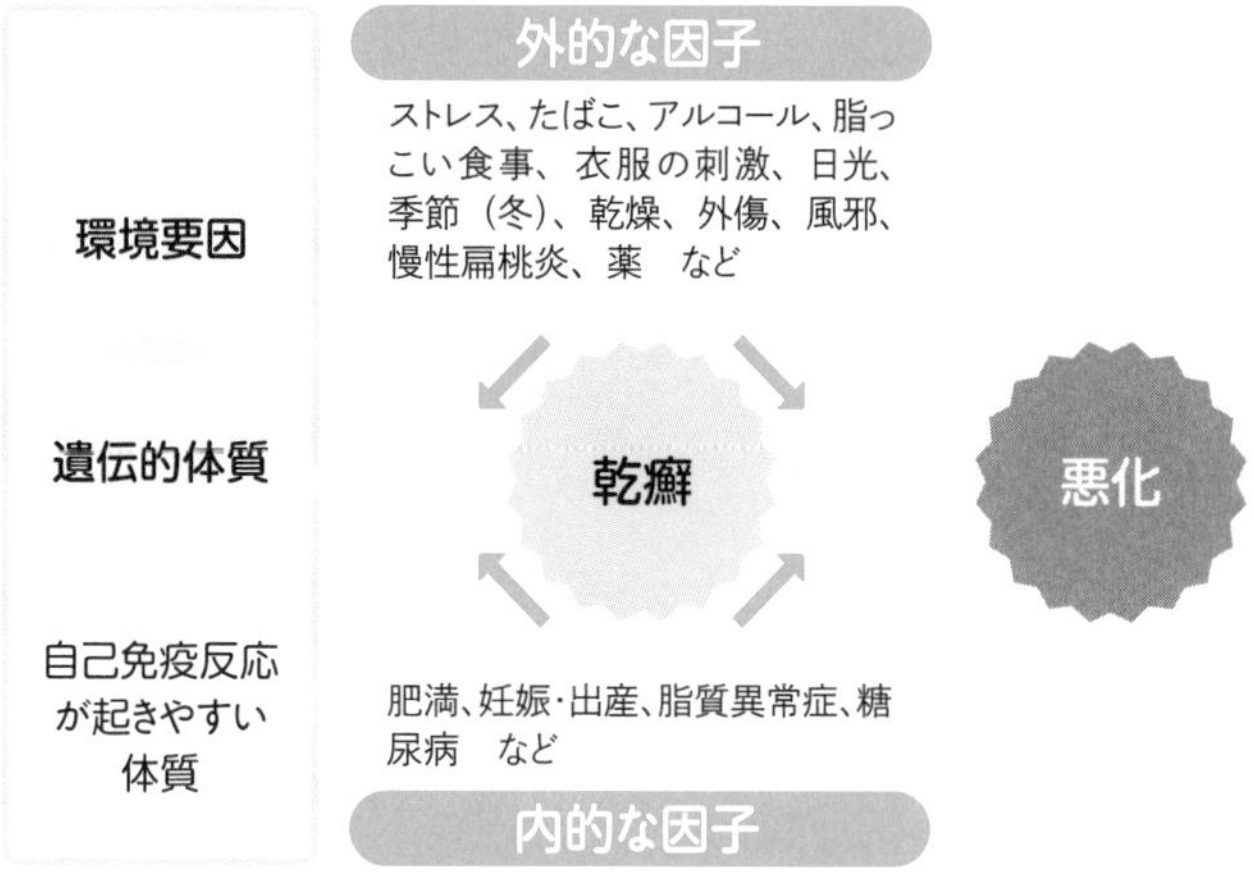

栄養管理や減量、喫煙や飲酒の制限など、生活習慣病予防の指導は、乾癬患者にも有効だと言われています。たとえば、肥満傾向の人の減量は、乾癬治療に有効であることを証明する論文もあります。しかし、生活習慣の改善は簡単ではなく、これも乾癬を治りにくくしている理由の1つです。

生活指導は内科や禁煙外来との連携が不可欠です。乾癬性関節炎に対してはリウマチ科や整形外科とも連携しなければなりません。乾癬は、いろいろな科が総動員で協力して治していかなければならない病気なのです。

乾癬が
治りにくい
理由

治ったと思って途中で治療をやめてしまう人が多い

「治った」と思ってからが大切です

乾癬は簡単に治る病気ではありません。年単位で時間をかけて改善していくものです。10年単位で治療している人も多くいます。焦らず気長に付き合っていくことが大事です。私も、生涯お付き合いするつもりで乾癬治療に取り組んでいます。時間をかけてせっかく良くなっても、治療をやめれば再発します。しかし、多くの患者さんは一度良くなると、「もう治った！」と思って医療機関に来なくなります。あるいは、再発すると知って「どうせ治らない」と諦めて来なくなる人もいます。「再発は現時点ではある程度避けられない」と開き直ることも、時には大切です。

オーストラリア、日本、韓国、台湾における中等症から重症の乾癬患者

180人を対象に行われた意識調査によると、乾癬治療を選択する上で、最も重視するのは「長期間、クリアな肌が持続すること」でした（Tada Y et al.: J Dermatol., 48(11), 1665-1674, 2021）。それでもなお、長期間にわたる通院で心が折れ、治療を中断してしまう患者さんは少なくありません。乾癬の患者さんは、ほかの皮膚疾患と比べて受診期間の長い傾向が見られるからです。

治療の中断や、再開と中断の繰り返しはクリアな肌の持続をむずかしくします。つらくても、治療を地道に続けていれば良い状態を保つことができます。いずれ薬はほとんど必要なくなり、スキンケアだけでその状態をキープすることも可能です。だからこそ絶対に、途中で治療をやめないでほしいのです。

「治療を中断したい」と感じたら、まずは医師にその気持ちを素直に伝えてください。1人で考え込まないことが大切です。

乾癬の治療薬はここ10年で急激に進歩しました。医療機関に通い続けていれば、また新薬に出会えるかもしれません。情報更新の意味でも通院には意味があります。諦めずに治療を続けていきましょう。

乾癬のタイプや原因となる環境因子を探す

原因を突き止めれば必ず改善できます

乾癬の診断は、基本的には視診、問診が中心です。問診では、家族歴やストレスの有無、内服薬の種類を聞き、ケブネル現象（症状のないところをこすると、新しく皮疹ができる現象）、アウスピッツ現象（厚い角質層をはがすと点状の出血が認められる現象）が起こるかどうかの確認などを行います。免疫抑制薬や生物学的製剤による治療を検討する場合は、皮膚生検（病変の一部を切り取って調べること）を行いさらに詳しく皮疹内部の状態を観察することもあります。また、乾癬性関節炎は、関節リウマチとの鑑別が必要なため、採血やX線撮影などの検査を行うことがあります。

乾癬の悪化には、環境的な要因が必ず関係しています。そこにはしばし

問診でのチェック項目

症状について

- かゆみはあるか
- 皮膚の赤みはあるか
- 頭皮のはがれはあるか
- 爪は変形し、割れているか
- 関節の痛みはあるか
- 手指のこわばりはあるか

受けている治療・薬の有無について

- 外用薬を使っているか
- 内服薬を使っているか
- 光線療法を受けているか
- 注射薬は使っているか
- 正しいスキンケアが行われているか

上記症状の有無や、使っている薬の有無とその種類などを問診の際に答えられるようにしておくと良い。

ば薬が含まれることがあり、その可能性も含めて徹底的に探します。

たとえば、β－ブロッカーという高血圧の薬で乾癬の症状が出る人がいます。その場合は、β－ブロッカーではない薬に変えてもらうこともあります。

乾癬の治療薬で乾癬が起こることもあります。2010年に認可された生物学的製剤「TNF阻害薬」のうち、アダリムマブ、インフリキシマブは、乾癬を悪化させるTNF－α※というサイトカインの働きを阻害する薬です。関節炎には高い効果がありますが、時に乾癬を悪化させることもあります。

※TNF－α＝腫瘍壊死因子。乾癬の病変部に多く存在し、炎症を引き起こす細胞を活性化したりする。

患部の面積とQOLで重症度を決める

重症度判定にかゆみは含まれないのです

重症度の評価には、ＢＳＡ（Body Surface Area）、ＰＡＳＩ（Psoriasis Area and Severity Index）、ＰＤＩ（Psoriasis Disability Index）、ＤＬＱＩ（Dermatology Life Quality Index）などの指標が使われます。

ＢＳＡは皮膚面積に占める患部面積の割合で、手のひら１枚分を１単位として測ります。**3枚未満は軽症、3〜10枚は中等症、10枚を超えると重症です。**

ＰＡＳＩは全身を頭・胴体・上肢・下肢の４つの部位に分け、各部位の皮疹の状態を点数化するもので、10点以上が重症です。重症と判定されると、生物学的製剤（35ページ参照）の使用が許可されます。

ＰＤＩ、ＤＬＱＩは、患者さんの生活の質（ＱＯＬ）を判定するもので、患

PASIによる評価方法

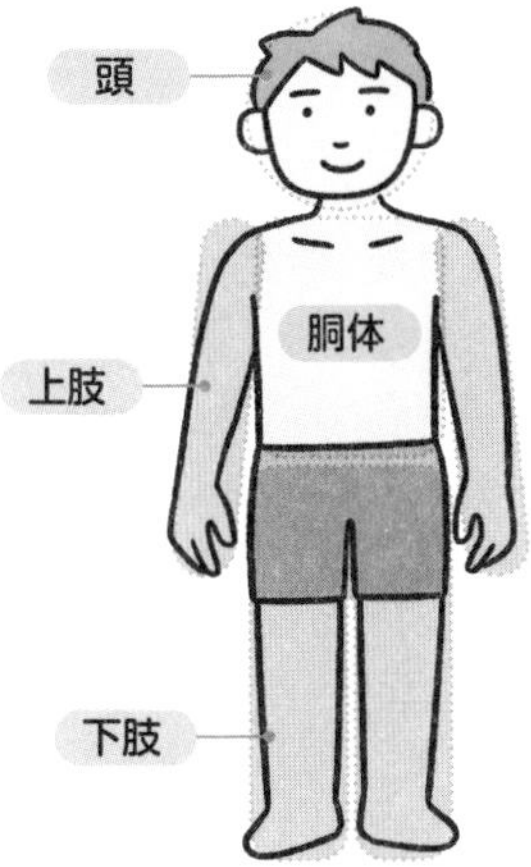

皮疹の程度の点数化

	なし	軽症	中等症	重症	きわめて重症
点数	0	1	2	3	4

全身を頭・胴体・上肢・下肢の4つの部位に分け、部位ごとに皮疹の程度や範囲で重症度を医師が評価する。合計点で全身の重症度を点数化する。

者さん自身が自己評価します。

これらの重症度判定方法にはかゆみの程度が含まれていません。乾癬のかゆみの程度は個人差が大きく判定がむずかしいからです。

ただ、かゆみに苦しむ患者さんは大変多いので、納得できないところではあります。

BSA（患部の面積比率）は低下しているのにPDIやDLQI（生活の質）が上がっていない場合、注意深くお話を聞くと、かゆみを含む何かしらの困りごとがあるものです。それを明らかにして次の治療に活かしていきます。

重症度に応じて段階的な治療を行う

重症度評価をもとに、治療法を定めます

尋常性乾癬の治療は、「乾癬治療のピラミッド」と呼ばれるものをもとに進めるのが現在の主流です。治療の土台となるのがステロイド外用薬、ビタミンD_3外用薬、これらの配合薬などの外用療法。ですが私はここに、**土台のさらなる土台としてスキンケア（保湿）や生活指導を加えています。**

外用薬で改善が見られなければ、次のステップとして、ナローバンドUVBなどの紫外線を用いた光線療法を行います。これでも効果が見られなければ、次のステップとしては、PDE4阻害薬（アプレミラスト／炎症を抑える）、ビタミンA誘導体（エトレチナート／表皮の代謝を調整する）、免疫抑制薬（シクロスポリン／免疫の過剰な働きを抑える）などの内服療法へと進みます。光線療法はビタミンA

乾癬治療のピラミッド

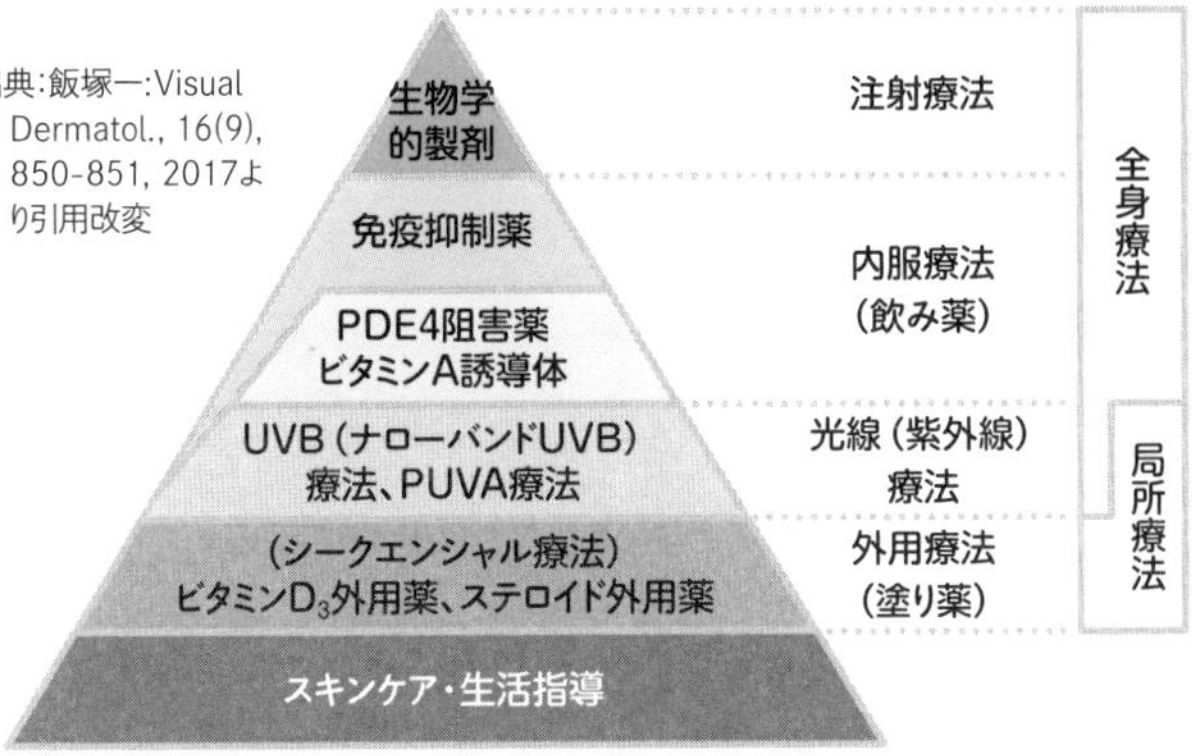

出典:飯塚一:Visual Dermatol., 16(9), 850-851, 2017より引用改変

土台がしっかりしていなければどんな治療もうまくいかない。すべての治療を支える土台として毎日のスキンケアと生活習慣の改善が重要。

誘導体の内服と併用しながら行うこともあります。ただし、シクロスポリンによる治療と光線療法の併用はできません。また、妊婦中の方や子どもは、治療ピラミッドの光線療法以上に進んではいけません。

これらの治療法でも効果が見られない場合の最終手段が2010年以降に承認された生物学的製剤による治療です。これについては後述します。

治療は3カ月を1クールとし、3カ月で効果があれば薬の量や通院回数を減らしていきます。効果がなければさらに上のステップの治療に進みます。

ここ10年で急激に進化 生物学的製剤の目覚ましい効果

使える人が限られているのが課題です

2010年に、生物学的製剤が使用できるようになり、乾癬の治療は劇的に変わりました。2010年にTNF阻害薬であるアダリムマブとインフリキシマブの皮膚科での使用が許可され、その後も次々と薬が認可されて、2022年8月現在では、11剤が乾癬の治療に使用されています。

生物学的製剤は、皮下注射や点滴で投与し、免疫機能に異常をきたすサイトカインの働きをピンポイントで抑えます。ほかの治療方法に比べて乾癬の皮膚症状に著しい効果があり、加えて関節症状にも効果的です。これまで何をしても治らなかった患者さんにも顕著な改善が見られます。

生物学的製剤は、標準治療で効果が現れなかった患者さんだけが、使用可能

皮膚科で使用されている主な生物学的製剤

TNF阻害薬	・アダリムマブ(ヒュミラ®) ・インフリキシマブ(レミケード®) ・セルトリズマブ ペゴル(シムジア®)
IL-12/23阻害薬	・ウステキヌマブ(ステラーラ®)
抗IL-17A抗体	・セクキヌマブ(コセンティクス®) ・イキセキズマブ(トルツ®)
抗IL-17受容体抗体	・ブロダルマブ(ルミセフ®)
IL-23阻害薬	・グセルクマブ(トレムフィア®) ・リサンキズマブ(スキリージ®) ・チルドラキズマブ(イルミア®)
抗IL-17A/F抗体	・ビメキズマブ(ビンゼレックス®)

です。

また、日本皮膚科学会が承認した分子標的薬使用承認施設でのみ使用が許されています。すぐに治したいからと言って、いつでもどこでも、誰にでも使える薬ではありません。

大変高価な薬であり、継続的に使用する必要もあります。ですから、金額(高額療養費制度や医療費控除といった補助・救済制度を含む)、効果、副作用などを皮膚科医からしっかり説明してもらい、患者さん自身も十分に理解した上で治療を受けることが大切です。

普通の人と変わらない生活を送れることがゴール

人目を気にしなくなった人はたくさんいます

乾癬の治療のゴールは、かゆみなどの症状を改善し、人目が気になる、半そでの服が着られないといった困りごとを解消し、生活の質を上げることです。

患者さんは、服で皮膚を隠している方がほとんどですが、「半そでの服を着られることを目指しましょう」といった声をかけています。

治療には長い時間がかかります。治りかけてはまた悪化するというサイクルが続くことや、重なる通院、毎日のスキンケアで治療疲れに陥る方も少なくありません。皮膚科医として患者さんと直接お話しできる時間は限られています。そのため周囲の理解や寄り添いが欠かせません。ご家族や知人が乾癬で悩まれているという方は、当事者の悩みに寄り添ってあげてください。

不安や悩みを口にしたときはそっと耳を傾け、その気持ちを否定しないであげてほしいのです。乾癬の本当の悩み、苦しみは当事者でないとわかりません。ただ話を聞くだけでも立派な寄り添いです。親御さんからかけてもらった「1人じゃないよ」「大丈夫だよ」という声や、手の届かないところに薬を塗ってくれる行為が治療を続ける支えになったという方も多いです。

乾癬は1人では闘えない病気です。今まさに乾癬で悩まれている方も、むずかしいかもしれませんが、信頼できる人に力を借りてほしいと思います。また、全国各地に「乾癬患者さんの会（https://www.maruho.co.jp/kanja/kansen/way/association/association01.html）」があり、独自の活動を行っています。

そんな人はまわりにいないという方は、ぜひ皮膚科医を頼ってください。短い診療時間の中では、症状への疑問や不安、悩みを打ち明けられないこともあるでしょう。患者さんの中には、診療時に端的に私たちに伝えるために不安や症状の変化を日記に残している方もいます。これは大変ありがたいと感じます。皮膚科医はあなたの味方です。二人三脚で治療に臨みましょう。

「乾癬はうつる」は嘘

乾癬は、感染症ではありません

乾癬は、免疫機能の異常によって起こる皮膚疾患です。細菌やウイルスによる病気ではないので、絶対に人にはうつりません。プールやお風呂に入っても人に感染することはありません。「うつる」と言って避けようとする人も、中にはいるかもしれません。ですが、絶対にうつらないので強い心でいましょう。もし、そうした扱いを受けたときは、話せる相手であれば正しい知識を伝えて理解を促しましょう。

乾癬の「新薬ラッシュ」といったインターネットのニュースで「乾癬は今や治る病気」という記事を見て来院される患者さんがいます。けれども、永続的に簡単に治る病気ではありません。

生物学的製剤による目覚ましい効果は出ていますが、使用できない人もいます。誰にでも効果があるとも限りません。高額な費用もかかります。定期的な血液検査やX線検査も必要です。金額を聞いて落胆して帰られる人もいます。治療に長期間を要することには変わりありません。安易に「乾癬は治る」という情報を広めないでほしいと、ニュースを見るたびに感じます。

「湯治が効く」という声もときどき聞かれます。乾癬はストレスの影響を強く受けますから、湯治でリラックスするのは良いでしょう。ただ、それだけで乾癬の症状が完治することはありません。医療機関で治療を受け、薬も指示通りに使用した上で、温泉に行きましょう。

「漢方薬で治る?」というのも、乾癬治療においてよくある疑問です。「漢方薬やお茶で乾癬が治った!」という記事がインターネット上で散見されますが、乾癬が漢方薬だけで治ったという例は私は1例も経験していません。ただし、西洋医学との併用で改善したという例は多く経験してきました。

漢方薬はあくまでも補助療法ととらえたほうが良いでしょう。

ケブネル現象で新たに乾癬が生じないよう気をつける

保湿や、刺激の少ない服を選ぶことも大事です

乾癬は紫外線によって改善することがわかっています。衣服でおおわれていない顔面に皮疹が比較的少ないのは、紫外線にあたっているためと考えられています。しかし、強い紫外線は皮膚がんの原因にもなるので、あくまでも適度な日光浴にとどめてください。外出時や、室内でも窓辺で作業をするときは、しっかり日焼け止めを塗りましょう。

皮膚の乾燥は乾癬の大敵。乾癬は冬に悪化する傾向がありますが、それは皮膚が乾燥するためです。部屋では加湿器を使い、皮膚が乾燥しないよう化粧水や乳液で保湿をしてください。

乾癬の症状が出ていない部位であっても、皮膚を引っかいたり、衣服や靴

日常生活で気をつけること

日焼け対策をする

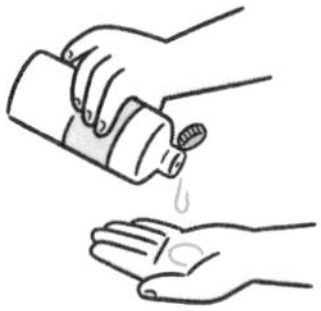

保湿をする

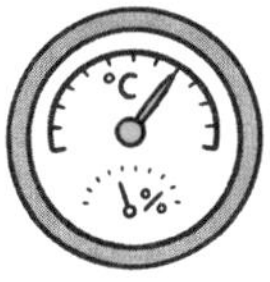

部屋を適度な湿度に設定する

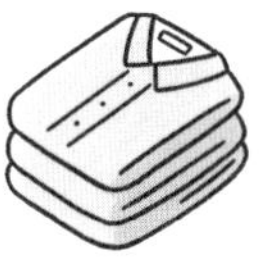

体に触れるものは刺激の有無で選ぶ

下、眼鏡、ベルトなどでこすれたりすると、その刺激をきっかけに新たに乾癬が生じることがあります（ケブネル現象：132ページ参照）。肌が乾燥するとケブネル現象が起こりやすくなります。新しい皮疹を作らないためにも、しっかり保湿をして乾燥しないようにしましょう。

直接肌に触れる衣服や寝具は、ウールなどチクチクするものを避け、木綿や絹といった肌にやさしい素材のものを選ぶことも、乾癬を良くするために気をつけてほしいことです。

低脂肪・高たんぱく食を摂り体の中から皮膚を良くする

肥満を改善すると乾癬も改善します

乾癬患者の約40％は肥満、約25％はメタボリックシンドローム（内臓脂肪症候群）という調査結果があります。また、肥満やメタボリックシンドロームを合併すると、乾癬の症状を悪化させることが知られています。

内臓脂肪が蓄積され、体重が増えると、脂肪細胞から炎症を引き起こすサイトカインが過剰に作られます。一方、アディポネクチンなど、抗炎症効果のある物質は作られにくくなり、炎症が起こりやすくなります。内臓脂肪が減らないままの生活を続けると炎症は慢性化し、乾癬の発症や悪化につながります。内臓脂肪の増加は血管や臓器に悪影響を及ぼし、生活習慣病も引き起こします。

乾癬の悪化を防ぐためには、肥満やメタボリックシンドロームを改善す

1日に必要なたんぱく質摂取量

男性（18歳以上）…必要量50g／推奨量60g
女性（18歳以上）…必要量40g／推奨量50g

たんぱく質を多く含む食品

食品	たんぱく質
さけ切り身1切（90g）	20.1g
鶏ムネ肉（皮なし）約1/2枚（120g）	28.0g
卵1個（50g）	6.1g
絹ごし豆腐1/2丁（150g）	8.0g

肉は、脂身の少ない鶏のささみやムネ肉、豚・牛ならヒレ肉やモモ肉がおすすめ。鶏は皮を、豚肉は脂身を除くと大幅にカロリーが減少する。

ることが必要です。かと言ってやみくもに食べる量を減らすと健康を害したり、急激な体重減少に対してリバウンドを起こしたりします。

健康的にやせるためには、高脂肪食を避け、たんぱく質をしっかり摂り、脂肪を燃やしやすい体を作ることです。たんぱく質は摂りすぎると肝臓や腎臓の負担になるので適正量（上図参照）を守りましょう。

オリーブオイル、全粒穀物、野菜、果物、豆、ナッツ類を豊富に摂れる地中海食や魚中心の和食は乾癬の改善に効果があるという報告があります。

適度な運動、適量の飲酒、禁煙、入浴はぬるめのお湯に短時間で

お風呂で鱗屑をはがすのはやめましょう

体重増加が乾癬を悪化させることはデータが証明しています。食事の改善に加え、適度な運動を日常生活に取り入れましょう。運動は糖質や脂質の代謝を促し、炎症の改善、肥満や生活習慣病の予防につながります。さらに、筋肉を動かすことで脳の認知機能の向上や骨粗しょう症の予防、うつの改善などさまざまな効果をもたらします。

本格的な運動をしなくても、日常の家事や、通勤のときに1駅分歩くといった程度でも十分。毎日続けることがポイントです。

過度な飲酒や喫煙は、乾癬の発症や再発のリスクを高めます。お酒は適量（日本酒なら1合、ビールなら中瓶1本）を心がけて、禁煙しましょう。

アルコールが乾癬に良くない理由

その1
多量の飲酒で乾癬の
発症リスクが高まる

その2
多量の飲酒は乾癬の
症状を悪化させる

その3
体が脱水状態になり、
肌を乾燥させる

その4
免疫システムに作用し
体中の炎症を引き起こす
可能性がある

その5
ビールに含まれるグルテンが
乾癬を悪化させる
可能性がある

出典：「飲酒と乾癬の関係性」
（はだねっと）

お風呂に入るときは、体をゴシゴシとこすってはいけません（ケブネル現象：132ページ参照）。**体は手洗いするようにしましょう。**

また、お風呂に入ると鱗屑がふやけてはがれやすくなります。鱗屑をはがすと皮膚がきれいになるのではと思って無理にはがそうとする人がいますが、これはやめましょう。鱗屑のすぐ下まで血管が伸びてきていますから、はがすと皮膚が傷ついて出血してしまいます（アウスピッツ現象：132ページ参照）。悪化するだけですので、触らずそっとしておくことが大切です。

シクロスポリンが効かず 生物学的製剤で劇的に改善

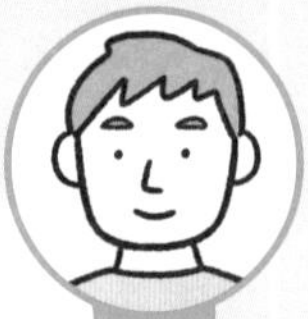

Kさん・44歳・男性（初診：2014年2月6日）

見違えるようにきれいな肌に 人目を気にせず温泉にも行っています

生物学的製剤への変更で
副作用もなく顕著な効果が見られました

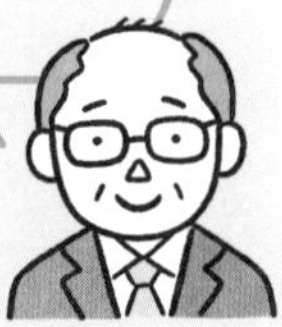

30代の頃にかゆみをともなう赤い湿疹ができ始め、あっという間に全身に広がっていきました。子どもの頃のアトピー性皮膚炎が再発したのかと思い、市販薬で治療していましたが良くならず、豊田先生に診ていただくと尋常性乾癬との診断。ステロイド外用薬を使っても一進一退が続いていました。かきすぎて角質化した白い皮がフケのように落ちたり、温泉で人目が気になったり、「うつる病気では?」と言われたりするのがとてもつらかったです。

皮膚症状は一進一退を繰り返し、2022年にシクロスポリンの内服を開始しました。急激な悪化は治まったものの寛解にはほど遠く、落ち込みました。先生から「高額ですがやってみますか?」と生物学的製剤のセクキヌマブをすすめられ、「可能性があるならやってみよう」と決断しました。結果はすぐに現れました。かゆみが落ち着き、皮膚の状態も目に見えて良くなりました。これは効くかもしれないと、初めて希望を感じました。先生の指示通りに3カ月ほど通院して投与してもらい、その後は自宅で自己注射に。現在は薬をいったん休んでスキンケアだけで良い状態を維持しています。

記憶に残る乾癬患者さん

難治の患者さんが長い治療の末に良くなるのが何より幸せ

必ず良くなると信じて治療しています

ある患者さんは、大学病院をいくつか渡り歩きましたが結局良くならず、当院に来られました。治療歴をお聞きすると、病院を何度も変えたせいか、治療ピラミッドの段階はバラバラでしたが、ほとんどの治療は行ってきたようでした。そこで、ピラミッドの底辺のスキンケア（137ページ参照）とステロイド外用薬を基本に、ピラミッドの頂点の生物学的製剤を組み合わせて治療を行いました。すると一気に効果が現れ、患者さんも「初めて効果があると実感できた」と喜んでくださいました。

そこからは順調に改善し、今では2カ月に1回程度の通院で寛解維持を継続しています。

8～9年前に初診に来られた患者さんは、治療ピラミッドの底辺の外用薬からスタートしました。ところが治療の途中で肺がんが見つかり、乾癬の治療を中断してがんの治療に専念しました。この間、乾癬がひどく悪化し、非常に強いかゆみに悩まされていました。そこで、投与されていた肺がんの治療薬とバッティングしない「アプレミラスト」という内服薬を処方。この薬にはかゆみを抑える働きがあります。これが効果を発揮して、かゆみが抑えられ、かかなくなったことで急激に改善されました。

患者さんによって治療の選択や効果は異なるので、その患者さんに最も効果のある薬を見極めていかなければなりません。ただ、10年前と比べて薬の選択肢は格段に増えています。必ず良くなると信じて、諦めず根気よく治療していくことが非常に大事です。

Column

乾癬患者の悩みを解決する衣服ブランドが登場

乾癬の患者さんからよくお聞きする悩みに、はがれ落ちた鱗屑が衣服についてフケだと思われる、じくじくした皮膚の滲出液が衣服について汚れるなど、衣服に関するものがあります。また、衣服が肌に触れることで、ケブネル現象が起こり、乾癬が広がってしまうという悩みもあります。

ヤンセンファーマ株式会社は、そのような乾癬患者の悩みを解決するために、患者さんに配慮したファッションブランド『FACT FASHION』を開発しました。『FACT FASHION』の衣服には、首やひじが衣服にこすれてケブネル現象が起こるのを防ぐ、鱗屑が衣服に付着するのを防ぐ、着脱が楽にできる、皮膚の滲出液がついても洗濯しやすいなどの工夫が随所に見られます。また、乾癬という病気そのものについて知ってもらい、理解を広げることも目指しています。

FACT FASHION　https://factfashion.jp/

PART

6

円形脱毛症からの復活

円形脱毛症ってどんな病気?

心理的に大きな苦痛をともなう後天的な脱毛症

諦めずに早めに治療に来てください

円形脱毛症とは、頭髪の一部が円形または楕円形に抜けたり、頭髪のほとんどが抜けたり、眉毛やまつ毛、体毛まで抜けたりすることもある後天的な脱毛症です。男女差はなくすべての年齢層に発生し、主に30代以降の男性に見られる進行性の男性型脱毛症（AGAやFAGA）とはまったく別の病気です。

単発の場合（単発型）、多数できる場合（多発型）など、いくつかのタイプがあります（次ページ図参照）。原因は、遺伝的背景や自己免疫反応、ストレスなどが考えられますが、いまだはっきりしたことはわかっていません。

健康な人でも1日に50～100本の抜け毛はあるものです。しかし、ブラッシングのときにごっそりと頭髪が抜けることや、入浴時に排水溝に大量の抜け毛が

円形脱毛症の5タイプ

通常型	単発型	単発の、境界がはっきりした脱毛斑《だつもうはん》が突然できたもの
	多発型	境界がはっきりしない脱毛斑が多数できたもの
蛇行型脱毛症		後頭部から側頭部の頭髪の生え際に境界がはっきりした毛が見られるもの
全頭型脱毛症		頭髪がほとんど抜けているもの
汎発型脱毛症		頭髪だけでなく、眉毛や体毛も抜けているもの

溜まることが恐怖だと言う患者さんは多いです。進行して脱毛範囲が広くなると外見に影響を与え、患者さんのQOLを大きく損うやっかいな病気です。

円形脱毛症の8割程度は自然治癒しますが、治りにくかったり、再発を繰り返したりする場合もあります。放っておくと範囲が広がり、毛根が消失し、根治がむずかしくなります。少しでも早く皮膚科医にかかりましょう。私が皮膚科医になった当時は、決定的な治療法はありませんでしたが、日々進歩しています。諦めず、ぜひ治療に来てほしいと思います。

自己免疫系、遺伝、ストレスなど要因は複数。でも根本原因は不明

発症要因を特定しにくい病気です

正常な頭髪は、成長期（生えた毛が2～6年かけて少しずつ伸びていく）→退行期（2週間くらいで退縮して抜け落ちる）→休止期（次の成長期に備える）というサイクルで、生えては抜け、抜けては生えるのを繰り返します。

円形脱毛症は、成長期の毛根がリンパ球（白血球の一種）から攻撃を受け、炎症を起こして途中で切れたり抜けたりすることにより生じます。言い換えると、普段は私たちの体を外敵から守ってくれている免疫機能が誤作動を起こし、自分の毛包を異物と見なして攻撃してしまうのです。なぜ、特定の人にだけそのような免疫機能の異常が起きるのか、理由はわかっていません。

遺伝的な背景があることもわかっています。中国の調査では8・4％に家

頭髪が生えてから抜けるまで

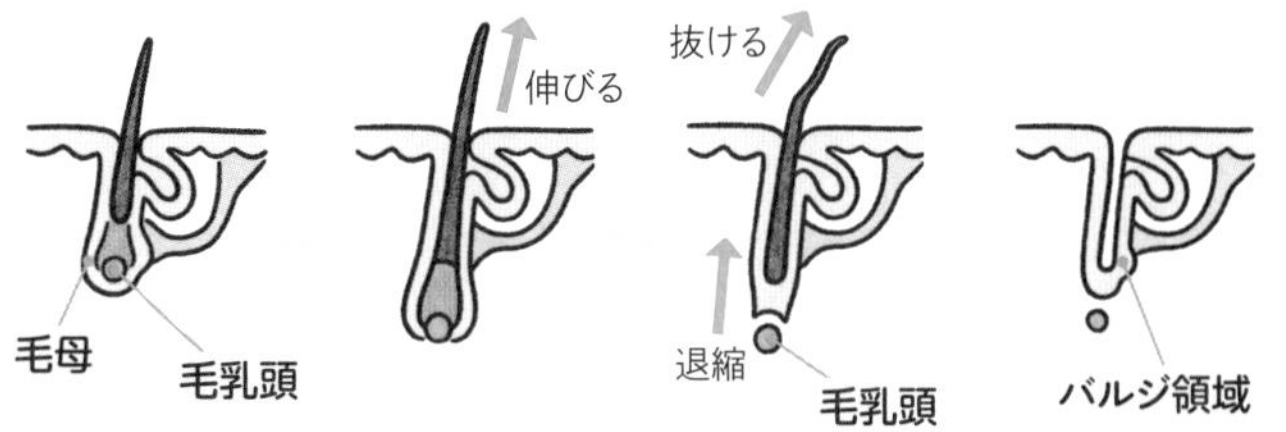

出典：日本皮膚科学会

妊娠・出産後の抜け毛は、主に一時的な女性ホルモンの減少によるもので、自然に治ることも多い。

族内発生があり、欧米の調査でも一親等内の発生率が二親等以上の家族の10倍以上という結果が出ています。

また、ストレスとの関連も指摘されています。強いストレスを受けると血管が収縮します。血流が悪くなって、頭髪に必要な栄養が届かなくなるために脱毛することも考えられます。しかし、円形脱毛症とストレスの関係はまだ証明されていません。

円形脱毛症の要因はさまざまです。ただ、根本原因はわかっていないため決定的な治療法もありません。それが治りにくさの一因となっています。

自分では見つけにくく発見が遅れがち

生えなくなる前に治療をすることが大事です

円形脱毛症には、進行期（脱毛が進んでいる）→固定期（頭髪が抜けて脱毛が止まる）という2つの段階があります。固定期から、自然に新しい頭髪が生えてくることもありますが、そのまま生えてこないこともあります。

痛くもかゆくもないため見つけにくく、治療が遅れるということも治りにくい原因の1つです。当院の患者さんでも、固定期の頭髪がないときに、たまたま美容院で見つかった、ご家族や友人に指摘されて気づいたという方が多いです。

進行期のうちか、固定期になって間もない軽度のうちに治療を行えば、根治は可能です。しかし、放置すると脱毛の範囲が広がったり、別の部分にも脱毛が起こったりすることがあります。重症化して、眉毛やまつ毛、体毛も抜け

てしまう段階になると根治するのはむずかしくなります。

脱毛のしくみ

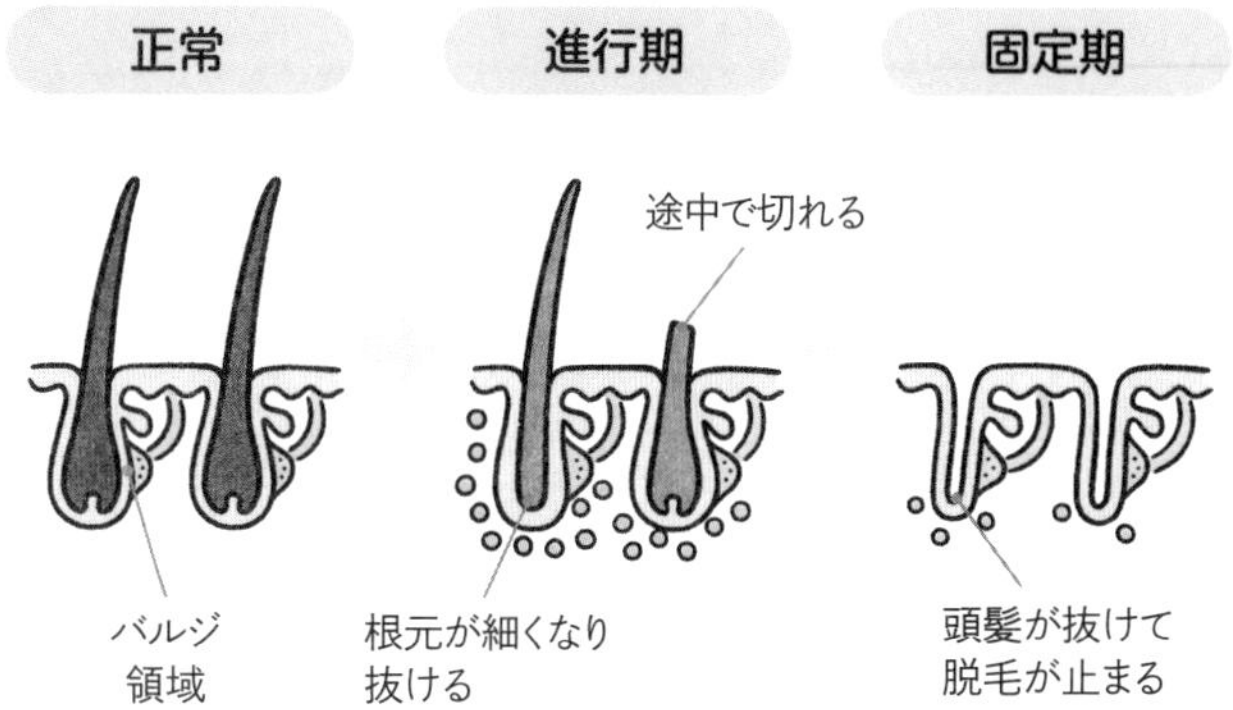

円形脱毛症はリンパ球が毛根を攻撃することによって起こりますが、「バルジ領域」という部分の細胞が攻撃されない限り、また頭髪は生えてきます。アトピー性皮膚炎や膠原病《こうげんびょう》により合併症を起こすとバルジ領域も攻撃されてしまい（原因不明）、二度と頭髪が生えてこなくなることも多く見られます（逆にバルジ領域を破壊して永久脱毛するのが医療レーザー脱毛）。

そうなる前になるべく早く治療をすることが非常に大切です。

一度治っても再発や範囲が広がることが多い

再発しても諦めずに治療を続けましょう

アトピー性皮膚炎などの合併症がなく、発生から1年以内で、脱毛斑が1カ所だけの単発型であれば、80%は自然治癒します。しかし、再発も多いのが円形脱毛症の特徴です。欧米の調査によると、14〜25%の人は、全頭型脱毛症や汎発型脱毛症（157ページ参照）に移行します。この場合の回復率は10%以下。脱毛面積が広いほど回復率が低くなることもわかっています。だからこそ早めの治療が重要です。一度抜けた頭髪が生えて、毛周期が整うまでに約1年かかります。そのため治療は1年単位の長丁場となります。

長期間かけてようやく治ったのに、再発したときの患者さんの失望は計り知れません。しかし、諦めずに治療を継続すれば必ず良くなります。「治る」

AGA（FAGA）と円形脱毛症の違い

AGA（FAGA）	円形脱毛症
●男性（女性）ホルモンの作用によって起こる ●進行性 ●前頭部や頭頂部に生じる ●主に30代以降の男性（女性）に発生する	●自己免疫疾患 ●8割くらいは自然に治る（単発型） ●頭部だけでなく、眉毛やまつ毛、体毛も抜けたりする ●年齢、性別に関係なく起こり得る

美容外科にかかると、円形脱毛症なのにAGA（FAGA）と診断されて効果のない治療をすすめられることもあるので注意。

と信じて治療に臨んだ私の患者さんは、粘り勝ちしています。

最近は、美容外科を訪れる方も増えています。中には皮膚科の専門医がいない美容外科もあり、AGA（FAGA）の薬を円形脱毛症に使用したり（原因が異なるので効果はなし）、海外の無認可薬を十分な説明なしに処方したりしているところもあります。過剰で高額な施術を強要することさえあります。

円形脱毛症を疑ったら、まずは皮膚科専門医の診察を受けましょう。

牽引試験とダーモスコピーで重症度の診断

アトピー性皮膚炎を併発していれば急を要します

円形脱毛症の治療を始める前に診断を行います。円形脱毛症と思っていても違う場合もありますし、甲状腺疾患や膠原病、鉄欠乏性貧血、アトピー性皮膚炎などを合併していることもあるので、まず血液検査を行います。

重症度診断にはＳＡＬＴ（Severity of Alopecia Tool）スコアを使います。脱毛の範囲を０～１００までの数字で評価するものです。脱毛の範囲が広いほど、スコアは高くなります（100に近くなる）。

円形脱毛症の治療は、進行度によって異なります。進行度を知るには頭髪を引っ張る方法（牽引試験）が有効です。急速に進行していれば脱毛斑でないところでも抵抗なく、すっと抜けることがあります。

進行の目安

	進行期	固定期
頭髪を引っ張ると	何の抵抗もなく抜ける	軽い力では抜けない（頭髪がないこともある）
毛根を見てみると	毛根が細い	毛根がない
頭皮を触ってみると	チクチクする	なめらか

次に、抜けた毛の毛根をダーモスコピー（医療用拡大鏡）で観察します。円形脱毛症の場合は、毛根がリンパ球に攻撃されてなくなっているため毛の根元が急に細くなっているか、毛根がありません。

頭皮の触診も必ず行います。進行期の場合は、毛が細くなってちぎれている（断裂毛）ので触るとチクチクします。チクチクせずなめらかな場合は、回復期にあるか固定期にあるかのどちらかです。

これらの診断によって円形脱毛症のタイプを分類し、治療法を決定します。

円形脱毛症の治療方法

進行期はステロイド薬で炎症を抑える治療が主体

ステロイド薬で脱毛を食い止めます

脱毛が進んでいる「進行期」は脱毛を止めること、脱毛が止まっている「固定期」は頭髪を生やすことが治療の考え方です。

進行期の治療は、ステロイド外用薬の塗布が基本となります。脱毛は毛根の炎症で起こるので、ステロイド外用薬で炎症を抑えて脱毛の進行を食い止めるのが最初の一手です。

また、薬の副作用も利用します。ステロイド薬の副作用の1つに、毛深くなる「多毛」があります。それを逆手に取るのです。

急速進行性で、脱毛箇所が広範かつ頭皮の4分の1以下の多発型の場合は、ステロイド内服薬の使用を考慮します。使用するステロイド量は徐々に減らしていきます。ステロイド薬を内服すると、体重増加や高血糖、糖尿病などの副作用が出ることがあります。これは一時的なものなので、ステロイド量を減らすと共に改善します。安心してください。

アトピー性皮膚炎を併発している場合は、抗アレルギー内服薬を使用することもあります。

頭皮の4分の1以上の広範な脱毛の場合は、ステロイド薬を点滴投与するパルス療法を行うことがあります。3日間を1クールとし、大量のステロイド薬を投与します。これを1カ月間隔で1~3回行います。

これらの方法で効果が見られない場合は、脱毛斑に直接ステロイド薬を注射する治療を行います。効果は期待できますが、痛みも強いです。副作用として、注射したところの皮下脂肪が萎縮し、頭皮がへこんでしまう可能性もあります。一度へこむと元に戻りません。注射の回数を増やすと効果が上がるというエビデンスもないため、当院では効果を見ながら、1カ月に1回、合計3回までと決めて投与しています。

円形脱毛症の治療方法

注目される光線療法とSADBE療法

効果が高いSADBE療法は特におすすめです

安全性・効果とも高い治療法として注目されているのが光線療法（ナローバンドUVB療法）です。これは、炎症を引き起こすリンパ球の活性を抑制し、免疫機能の異常を起こさないように働くリンパ球を増加させることで、毛根への攻撃を抑制するものです。

治療には週2回、2カ月程度の通院が必要ですが、2020年に保険適用となり、1回あたりの費用が3割負担で1000円ほどと安価です。

もう1つ、私が期待している治療法に、局所免疫療法があります。SADBE《サドベ》という物質を頭皮に塗ることで人工的にかぶれ（炎症）を起こし、リンパ球の毛根への攻撃を抑えるというものです。SADBE療法とも呼ばれています。

なぜ、かぶれを起こすと発毛するのでしょうか。

脱毛が起こっている毛根周辺には免疫細胞が集まっています。皮膚の表面に炎症を起こすことで、毛根周辺に集まっている免疫細胞を拡散させ、それによって毛根への攻撃が抑制されると考えられています。

まだ保険適用ではありませんが、顕著な効果が認められるため、当院では自費治療として多くの患者さんに対してこの治療を行っています。

SADBE療法の難点はかゆみが強いこと。そもそもかぶれを起こして治すので、かゆくなるのは仕方ないことなのですが、激しい接触皮膚炎を生じなければ改善率が8〜9割と効果は高く、私は強くおすすめします。

この方法でも効果がない場合は、バルジ領域まで攻撃されている可能性が高いです。そうなる前に早めの治療が何より大事です。

新薬バリシチニブ（オルミエント®）に目覚ましい効果が

これまで諦めていた人にも朗報です

重症の円形脱毛症にも効果があるとして、最近になって製造販売認可が下りた薬に、バリシチニブ（オルミエント®）とリトレシチニブトシル酸塩（リットフーロ®）があります。

どちらもJAK阻害薬と呼ばれる内服薬です。ヤヌスキナーゼ（JAK）という酵素の働きを阻害してサイトカインによる炎症を抑え、免疫細胞の毛根への攻撃を抑制します。オルミエント®の臨床試験では、脱毛面積50％以上の重症者の約3割が、36週間投与のあと、脱毛面積20％以下まで回復。リットフーロ®の臨床試験でも、50％以上の脱毛面積が6カ月以上続いている患者の約4割が、48週間投与のあと、脱毛面積20％以下まで回復したと報告されています。

JAK阻害薬の効果と対象範囲

効果	ヤヌスキナーゼという酵素を阻害し、サイトカインの働きを抑制することで、免疫細胞による毛根への攻撃を抑える

バリシチニブ(オルミエント®)	使用対象者	・15歳以上 ・症状が出始めて6カ月以上経過している(自然発毛が見られない) ・脱毛面積が頭部全体の50%以上
	費用	・導入初期:44,270円※/月(3割負担、4mgの場合) ・10カ月目以降:15,000円/月になる場合もある ・高額療養費制度の適用が可能
リトレシチニブトシル酸塩(リットフーロ®)	使用対象者	・12歳以上 ・症状が出始めて6カ月以上経過している(自然発毛が見られない) ・脱毛面積が頭部全体の50%以上
	費用	・52,221円※/月(3割負担) ・高額療養費制度の適用が可能

※2023年11月時点。

オルミエント®はアトピー性皮膚炎や関節リウマチの治療薬として使われていたが、2022年に円形脱毛症の治療薬として承認された。リットフーロ®は円形脱毛症のみの適応となっている。

円形脱毛症のよくある勘違い

「育毛剤で円形脱毛症が治る」は嘘

AGAやFAGAと円形脱毛症は異なります

円形脱毛症になると、とにかく頭髪を生やしたいという一心から、市販の育毛剤を使ってしまう人がいます。ですが、ミノキシジルなどの外用の育毛剤は、AGAやFAGAの治療薬です。円形脱毛症には効果がありません。

ちなみに、AGA、FAGAは進行性のため自然治癒することはありませんが、円形脱毛症は、初期の面積が狭いうちであれば80％は自然に治ります。

昔から、「円形脱毛症はストレスのせい」と言われてきました。しかし、ストレスとの因果関係の証明はいまだ完全にはなされておらず、最近は、「ストレスは円形脱毛症発生のきっかけの1つである」ということが言われています。一方、マウスにストレスを与えると、TNF-α（133ページ参照）などが細胞から放出され、成長期の毛包の死（=毛が抜ける）を誘発することは明らかになっています（Arck PC et al.: Am J Pathol., 162(3), 803-814, 2003)。また、多くの円形脱毛症患者さんを診てきた私の肌感覚から申し上げると、ストレスとの関係は疑わざるを得ないといったところです。

「一度抜けた頭髪は二度と生えてこないのでは?」という不安も患者さんはお持ちです。

毛根がダメージを受けて頭髪が抜けても、バルジ領域が破壊されていない限り、頭髪はまた生えてきます。

「頭皮マッサージで頭髪は生えてくる?」という声もよく聞かれます。

適度な頭皮マッサージは血行を良くし、毛細血管を通じて毛乳頭に栄養を運んでくれるため、頭髪の成長を促します。

しかし、円形脱毛症は毛根の炎症によるものなので、血流が良くなっても円形脱毛症の改善に直接的にはつながらない可能性が高いです。

処方薬を正しく使い頭皮を清潔に保つ

前向きにスキンケアや治療に取り組みましょう

円形脱毛症のスキンケアで一番効果的なのは、医療機関で処方された薬を、用法・用量通りに正しく使用することです。

頭皮のマッサージや亜鉛のサプリメントをすすめるインターネット記事も多くあり、円形脱毛症患者は血液中の亜鉛濃度が低い例も確かにあります。亜鉛のサプリメントには、頭髪を健やかに保つ効果がありますが、あくまでも頭髪の状態を良くするためのもので、円形脱毛症に直接的かつ速効的な効果があるわけではありません。悪化させないためには、速やかに皮膚科に行くこと。そうすれば完治する可能性も高まります。

また、頭髪が抜けることを恐れて、洗髪をしない方も多いです。気持ちは痛いほ

こんな兆しがあれば、回復期

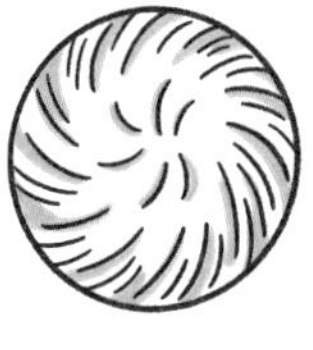

抜けたところに細くて
短い産毛が生えている

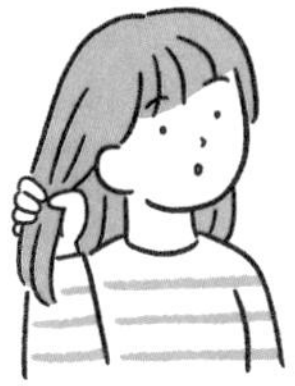

脱毛した周辺の頭髪を
引っ張っても抜けない

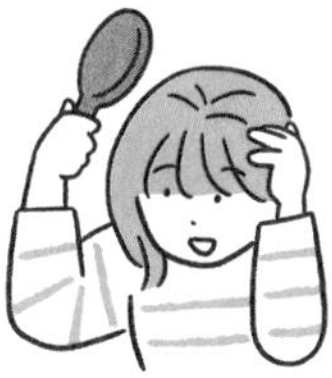

見えなくなっていた
毛穴が見られる
ようになる

どわかります。ですが、**円形脱毛症においては、洗髪の有無と抜ける・抜けないに関係はありません。**頭皮を清潔な状態に保つほうが良いでしょう。頭皮が汚れていると薬も浸透しにくくなります。シャンプーはよく泡立て、泡で頭髪をなでるようにやさしく洗います。**シャンプーが残っていると地肌を痛めますので、すすぎはしっかりしましょう。**

洗髪したらドライヤーで乾かします。生乾き状態だと、カビ菌などが増殖し、フケ、抜け毛の原因になります。

ちゃんと治療を受けることが改善への最短距離と信じて取り組みましょう。

SADBE療法で加速度的に回復へ

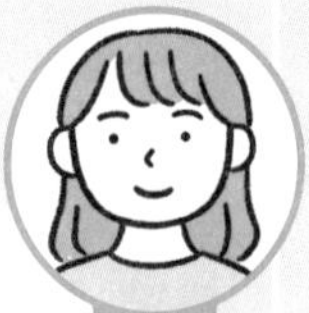

Kさん・55歳・女性（初診：2022年10月22日）

不安を理解してくださったことが治療を続ける励みになりました

全頭型になることを回避するため〝迷わず〟SADBE療法を選択しました

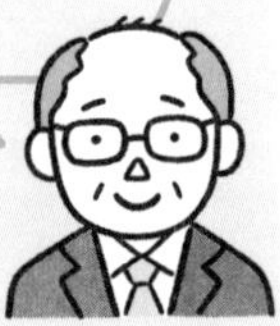

2022年の6月頃、左耳の脇に2カ所、100円玉大の脱毛斑を発見。近所の皮膚科でステロイド外用薬をもらいましたが、脱毛は広がるばかり。頭を振るだけで髪の毛が抜け、仕事にも集中できないほど不安でした。10月に総合病院を紹介され、紫外線療法やステロイド薬の局所注射も行いましたが良くならず、ウィッグが手放せないほど悪化しました。

その後、東京の大学病院を紹介されましたが、治療は3カ月待ち。途方に暮れていたら、同僚から豊田先生を紹介されました。初診の際に「恐怖だったでしょう」と先生が言ってくれたときは、「やっと気持ちをわかってくれる先生に出会えた」と涙が出ました。「スタッフ一同、総出で治療します」と力強く言ってくださり、ほかの病院ではできなかったSADBE療法を実施。治療中も「順調だよ」「もう少しだね」と声をかけてくださるのが励みでした。脱毛が止まり、産毛が生えてきたときには、私を傷つけないよう黙っていた家族とも、「ひな鳥みたいでかわいい」と笑って言い合えるように。先生から「これで卒業ですね」と言っていただけたときは号泣してしまいました。

Column

医療用ウィッグは進化している

髪の毛を失うことは誰にとっても非常につらいことです。少しでも気持ちが前向きになるように、帽子やスカーフ、医療用ウィッグを利用しましょう。

脱毛範囲が狭い場合は、ヘアスタイルを工夫することで目立たなくすることもできますし、ヘアピンや医療用テープで装着する部分ウィッグもあります。脱毛が広範囲の場合は、医療用のフルウィッグを使いましょう。

ウィッグを選ぶときに重要なのは「自然さ」です。今は、人工皮膚を使い、本物の頭皮から髪の毛が生えているように見えるものも出てきています。

また、体温によって頭の形にフィットする特殊フィルムを使ったウィッグもあります。

自分の顔に合ったヘアスタイルにカットしてくれるサービスもありますから、いろいろなヘアスタイルを試して、前向きに治療期間を乗り切りましょう。

PART

7

多汗症からの復活

多汗症ってどんな病気?

痛くもかゆくもないのに生活に支障をきたす深刻な病気

汗で苦しんでいる人はたくさんいます

汗を出す汗腺にはエクリン汗腺とアポクリン汗腺の2つがあります。多汗症は、エクリン汗腺から大量の汗が出る病気です。全身の汗の量が多い「全身性多汗症」と、手のひらや顔、脇、足裏など局所的に汗をかく「局所性多汗症」があります。全身性、局所性とも、明らかな原因がない原発性と、ほかの病気や障害が原因になっている続発性のものがあります。

原発性の局所性多汗症は、運動や緊張によって起こることが多く(情緒性発汗)、日本人のおよそ20人に1人がかかっています。医療機関を受診している人は1%に過ぎず、多くの人は病気だと認識していないと考えられます。また、多汗症の患者さんは汗に関する悩みを1人で抱えていることが

多い印象です。

エクリン汗腺は、汗を分泌することで体温調節をするほか、皮膚を適度な湿度に保ち、細菌やウィルスといった外敵から肌を守るなど、重要な働きを担っています。

しかし、大量の汗は日常生活に支障をきたすことがあります。

たとえば、試験のときに用紙が手汗でぬれてふやけてしまう、手がすべって物が持ちにくい、服がぬれて人目が気になる、汗が不快で勉強や仕事に集中できないなど。多汗症が原因で不登校になった方もいます。

そうした当事者のつらさはあまり周知されておらず、理解が得られにくい病気であるのが現状です。

多汗症を自覚する患者さんにおいて、不安や抑うつ傾向といった心理的な悪影響を受けていることがあるのも事実です。

患者さんがつらい思いを抱えているからこそ、私は汗でお悩みの患者さんに対して〝たかが汗〟と、その訴えを軽んじる言動は厳禁としています。

多汗症が治りにくい理由

たくさん汗の出る原因がはっきりわからない

汗っかきは医療機関で治すことができる病気です

多汗症の中でも原発性局所多汗症は、原因がわからないため治りにくい病気の1つです。海外では早くから難治性の病気として認められ、重症度に応じた治療法が確立しています。日本では、ここ数年でようやく診断基準や治療のガイドラインが整ってきた段階です。

そういった背景もあり、多くの人は多汗症が病気だと知らず、汗っかきなのは仕方がないと諦めています。

また、どのくらいの汗なら多汗症と言えるのか、自分ではわかりにくい。皮膚科に行っても診察室に入ったときには汗が引いていることもあるので、診察室で測定できる実際の発汗量・発汗状態では医師にも多汗症の程度がわからな

におう汗とにおわない汗

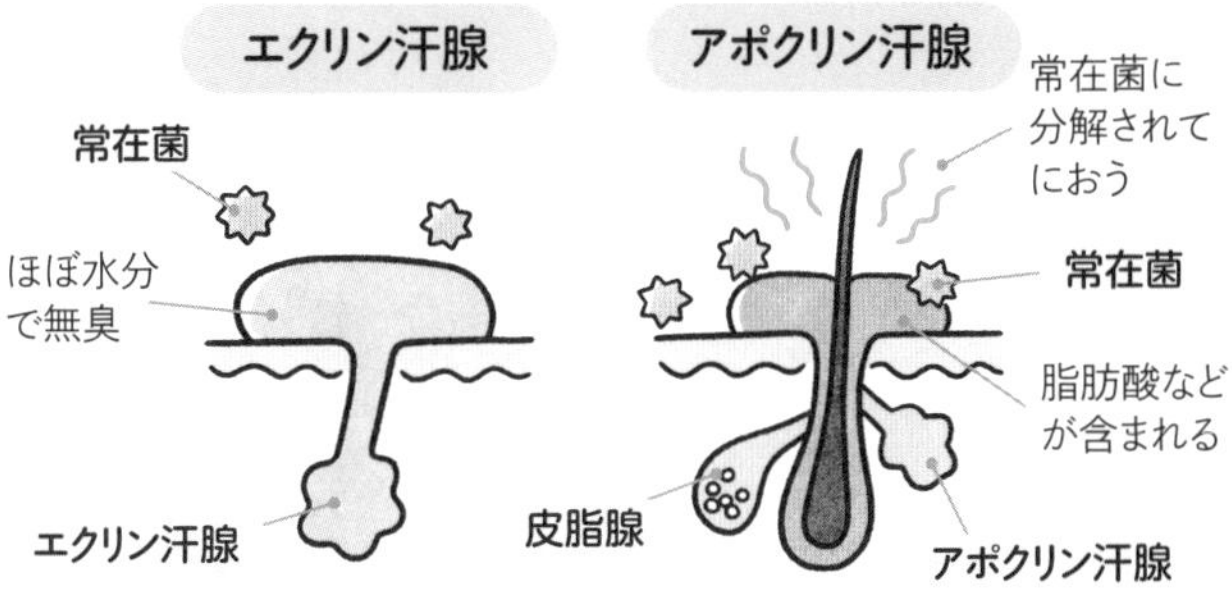

エクリン汗腺からの汗のほとんどは水分で無臭だが、ムレなどによって体臭の原因となる。アポクリン汗腺からの汗は常在菌のエサとなりやすい脂肪酸などが多く含まれ、常在菌によって分解される過程で生成される物質が特に強いにおい（ワキガなど）の原因となる。

いことが多くあります。

多汗症は明確な定義がなく、あくまでも自覚症状や、困っている程度が判断の基準になります。医療機関にかかるときは、生活にどんな支障が出ているか、どういった不安を抱えているかを普段から記録しておき、医師に伝えると良いでしょう。

多汗症の治療は、従来は塩化アルミニウム外用薬一択でしたが、ここ数年の間に次々と新しい薬が登場し、手や脇の多汗症は薬で治せる時代になっています。少しでも悩んでいるのなら皮膚科にいらしてください。

まずは多汗症かどうかを診断し次に重症度を判定

重症の場合は保険適用の治療が可能です

治療に入る前に、まず、多汗症かどうかを診断します。日本皮膚科学会が発表したガイドラインでは、次ページ表❶の症状のうち「2つ以上が6カ月以上認められる場合は、多汗症と診断する※」とされています。

ただし、表❶の①については、すべての人が25歳で急に発汗量が減るわけではありません。25歳を過ぎても多汗症に悩んでいる人はいます。

多汗症であると診断がついたら、次は重症度の判定を行います。ストラットン博士らが発案したHDSS（Hyperhidrosis Disease Severity Scale）スコア（表❷）がよく使われています。表❷に示すように自覚症状を4段階に分類し、③④は重症と判断します。重症であれば、保険適用の治療になります。ご本人の自

多汗症の診断と重症度判定

表❶ 多汗症の診断項目

①発症が25歳以下である
②左右対称に発汗が見られる
③睡眠中は発汗が止まる
④週1回以上の多汗のエピソードがある
⑤家族歴がある
⑥これらによって日常生活に支障をきたす

表❷ HDSSスコア

①発汗はまったく気にならず、日常生活にまったく支障がない
②発汗は我慢できるが、日常生活にときどき支障がある
③発汗はほとんど我慢できず、日常生活に頻繁に支障がある
④発汗は我慢できず、日常生活につねに支障がある

覚症状による判断なので、明瞭さに欠けるのが難点です。しかし、発汗により生活に支障をきたしているかどうかが、診断や重症度判定にとって最も大切であるため、ご本人の自覚症状（訴え）を重要視していることは評価できます。発汗部位に触れると黒に変色する紙を使用し発汗量を見る「ヨード紙法」や皮膚をカプセルでおおい、カプセル内の湿度から発汗量を測る「換気カプセル法」などもありますが、診察時には汗が引いていることが多く、あまり現実的ではありません。

※原発性手掌多汗症（手の多汗症）および原発性腋窩多汗症（脇の多汗症）に限る。

多汗症の
治療方法

続発性なら原因疾患を治療し原発性なら外用薬を使用

塩化アルミニウム液が第一選択薬です

治療は、続発性か、原発性かで異なります。続発性の場合は、結核や甲状腺の異常、内分泌代謝異常などとの合併も疑われるため、それらを治療することが先決となります。原発性の場合は、部位ごとに適した治療を選択していきます。ですが、現時点では原因がはっきりしていないため治療はすべて対症療法です。どの部位にも共通して最初に行われる治療が、塩化アルミニウム液の外用薬の使用です（保険適用外）。1日1回、夜寝る前に多汗が気になる部位に塗ります。汗の量が特に多い人は、薬が流れてしまわないように、薬を塗ったあとにサランラップで巻いたり、手袋をつけたりするとより効果的です。2～3週間くらいで効果が現れます。副作用に皮膚の乾燥やかぶれがあります

イオントフォレーシスとは

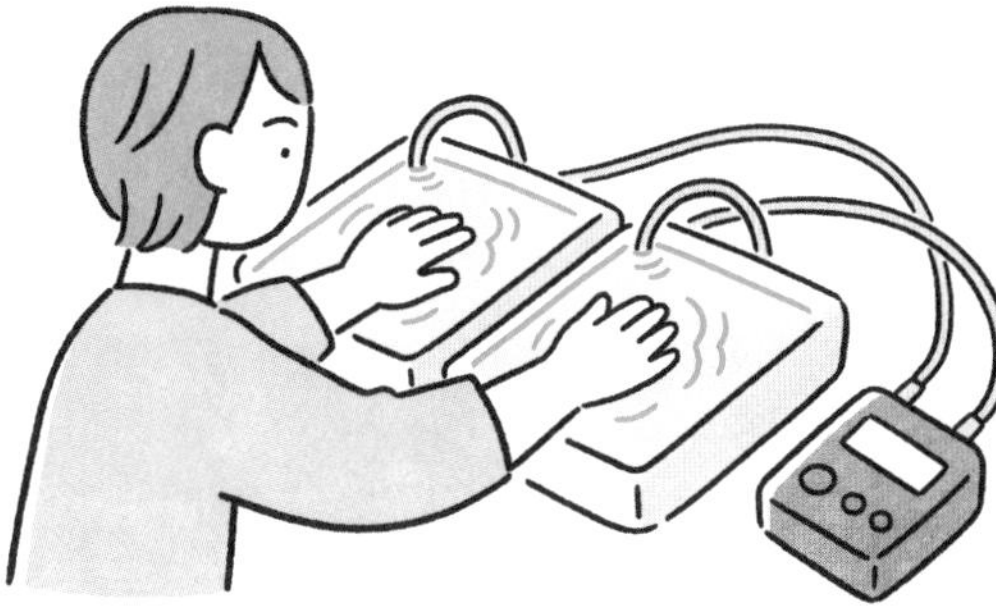

手足を水につけて電流を通す治療法。自宅用のキットも販売されている。

が、ひどくなったら中断し、ステロイド外用薬で治療してから再開します。

手のひらや足裏には、通電によって生じる水素イオンが汗の出口を障害して汗を出にくくするイオントフォレーシスも効果的です（保険適用）。手足を水道水の入った水槽に入れ、10～20mAの直流電流を通します。1回20～30分、8～12回くらいで汗の量が減ってきます。週1～2回通院して施術を行うことが望ましいです。脇には治療の実施がむずかしく、また、効果的ではありません。

永続的に治すなら手術を検討
ただし、代償性多汗のリスクも

まずは薬から試していきましょう

塩化アルミニウム液の外用薬で効果がなかった場合は、A型ボツリヌス毒素（ボトックス）の局所注射が次の選択肢となります。手のひら、足、脇の下、顔、頭部にも使用できます。ただし、保険適用となるのは、HDSSスコア（185ページ参照）で③以上の、脇の下の多汗症（原発性腋窩多汗症）のみ。費用は、当院では3割負担で2万5000円です。効果は半年間。継続が必要となります。

保険適用の内服薬に抗コリン薬（プロパンテリン臭化物）があります。発汗を促すアセチルコリンの働きを抑制してくれます。即効性があり、飲むと5〜15分で汗の減りを実感できます。ただし、過剰に飲むと汗が出なくなります。熱中症で救急搬送された例もあるほどなので、特に高齢者への使用には十分な注意が必要です。

多汗症の治療の種類

ボトックスの局所注射（一部保険適用）	発汗の指令を出すアセチルコリンの働きを抑制。効果は約６カ月
抗コリン薬（プロパンテリン臭化物／プロ・バンサイン[R]）（保険適用）	神経伝達物質であるアセチルコリンの働きを妨げる薬
ETS（内視鏡交感神経遮断術）	内視鏡で胸部の交感神経節を切除する、または焼き切る手術で効果は永続的。ただし、背中など別の部位から大量に汗が出る「代償性多汗」がほぼ100%発生する

人は汗をかくことで体温調節をしているので、多少の発汗は必要です。また、汗は皮膚を外部の刺激から守るバリア機能も担っているので、まったく汗をかかなくなると皮膚はカサカサになります。

薬で良くならない場合は、ＥＴＳ（Endoscopic Thoracic Sympathectomy）という手術で改善する方法もあります（保険適用）。発汗に関わる交感神経を削除する手術で、効果は永続的です。しかし、手術することで別の部位から発汗してしまう代償性多汗が副作用として起こる可能性もあります。

ここ数年で新薬が続々登場 多汗症はコントロールできる時代

治る方法はちゃんとあります

世の中には、制汗剤やデオドラント剤など、汗をケアする商品がたくさんあります。宣伝・広告の量もおびただしく、SNSによってそれらを目にする機会も多いです。そのためか、「汗＝良くないもの」というイメージが先行し、汗に対してとても神経質になっている患者さんが増えています。

多汗症においても、ほかの皮膚疾患同様、新しい薬が続々と開発されています。ガイドラインに沿った治療の選択や新薬の台頭で、多少なりとも自分の発汗をコントロールできる体験を積み重ねることによって、心理状態の改善も望めます。近年承認された新薬は、アポハイドⓇローション、エクロックⓇゲル、ラピフォートⓇワイプの3つ。効果や金額は次ページ表の通りです。

多汗症の新薬

	名称	適応	金額※
外用薬	オキシブチニン塩酸塩 （アポハイド®ローション）	原発性の手の多汗症 （原発性手掌多汗症）	545.8円／ 20%・1g
外用薬	2023年に日本で初めて、原発性の手の多汗症薬として認められた薬。交感神経から出される、発汗を促す物質をブロックすることで、過剰な発汗を抑える効果が期待できる。1日1回、就寝前に手のひらに塗り、起床後洗い流す		
外用薬	ソフピロニウム 臭化物 （エクロック®ゲル）	原発性の脇の多汗症 （原発性腋窩多汗症）	242.6円／ 5%・1g
外用薬	2020年に日本で初めて、原発性の脇の多汗症薬として認められた薬。交感神経から出される、汗を分泌する指令をエクリン汗腺が受け取らないようブロックすることで、発汗を抑える効果が期待できる。1日1回、脇の下に塗る		
外用薬	グリコピロニウムトシル酸塩水和物 （ラピフォート®ワイプ）	原発性の脇の多汗症 （原発性腋窩多汗症）	262円／ 2.5%・ 5g1包
外用薬	2022年に原発性の脇の多汗症薬として認められた薬。交感神経から出される、汗を分泌する指令をエクリン汗腺が受け取らないようブロックすることで、発汗を抑える効果が期待できる。1日1回、シートで両脇を拭く		

※金額は10割負担（2023年11月現在）の場合。

薬の効果は永続的ではないため、使い続ける必要がある。どうしても費用がかかるため、汗が出やすい夏場だけ、受験や就職試験といったイベントのときにだけ使うというのも1つの手。

新薬が使えない人

上記の新薬は、閉塞隅角緑内障（抗コリン作用で眼圧が上がる）や前立腺肥大による排尿障害のある人は使用できません。

多汗症のよくある勘違い

「汗は完全に止められる？」いえ、止められません

汗が出ないと大変なことになります

ときどき、「汗を完全に止めてほしい」と言う患者さんがいらっしゃいます。

しかし、発汗は生理現象ですので完全に止めることはできません。

汗には老廃物を排出したり、角質層の水分を保持してうるおいを保ったりする働きがあります。また、体温が上昇したときに汗を出すことで体温を下げる働きもあります。

無理に汗を止めると体温調節がうまくいかず、熱中症などを招いて、死に至る危険もあるのです。

多汗症の方は日常生活に不便や不安をたくさん抱えているので、「汗を完全に止めたい」と思われる気持ちはよくわかります。ですが、多汗症治療の目

標は汗を減らすことであり、汗が出なくなることではないことを理解していただけるとうれしいです。現在の治療では、治療法を複数組み合わせて、それぞれの相乗効果で発汗をコントロールすることが限界とも言えます。根本的なアプローチがない以上、「治療＝汗を完全に止めること」を目標に設定するのは困難です。

汗の悩みと同様に多いのが、体臭の悩みです。

「多汗症＝わきが」と思われがちですが、多汗症とわきがは、まったく異なります（182ページ参照）。

エクリン汗腺から出る汗は無臭です。放置しておくと、汗臭くはなりますが、わきがのにおいとはまったく別のものです。

わきがのにおいは、主としてアポクリン汗腺から出た汗が原因です。アポクリン汗腺から分泌される汗には、たんぱく質や脂肪酸などの有機酸が含まれていて、アポクリン汗腺由来の汗や皮脂が皮膚の表面の常在菌に分解されることで独特のにおいを発生するのです。

多汗症に良いスキンケア

汗を放置すると雑菌が繁殖しにおいのもとになることも

皮膚には清潔が必要です

わきがでなくても、汗を放置しておくと雑菌（皮膚常在菌）が繁殖し、においを発生します。体臭の正体は「角質（垢・フケ）」+皮脂+汗+皮膚常在菌です。汚れは皮膚の表面に付着し、皮脂膜の中に取り込まれます。汚れを含んだ皮脂成分や汗成分は、皮膚常在菌の作用により分解され、においが生じます。

そのため、汚れが付着しやすく、においが発生しやすい脂漏部位（頭頸部・上背部・前胸部など）、アポクリン汗腺がある部位（脇・外陰など）、皮膚の表面同士がこすれ合う場所、足を清潔にすることが大切です。

汗をかいたらタオルでこまめにふき取りましょう。外出の際には汗ふきシートが便利です。スポーツや野外活動で大量に汗をかくときには、着替えを

汗は放置しないのが一番

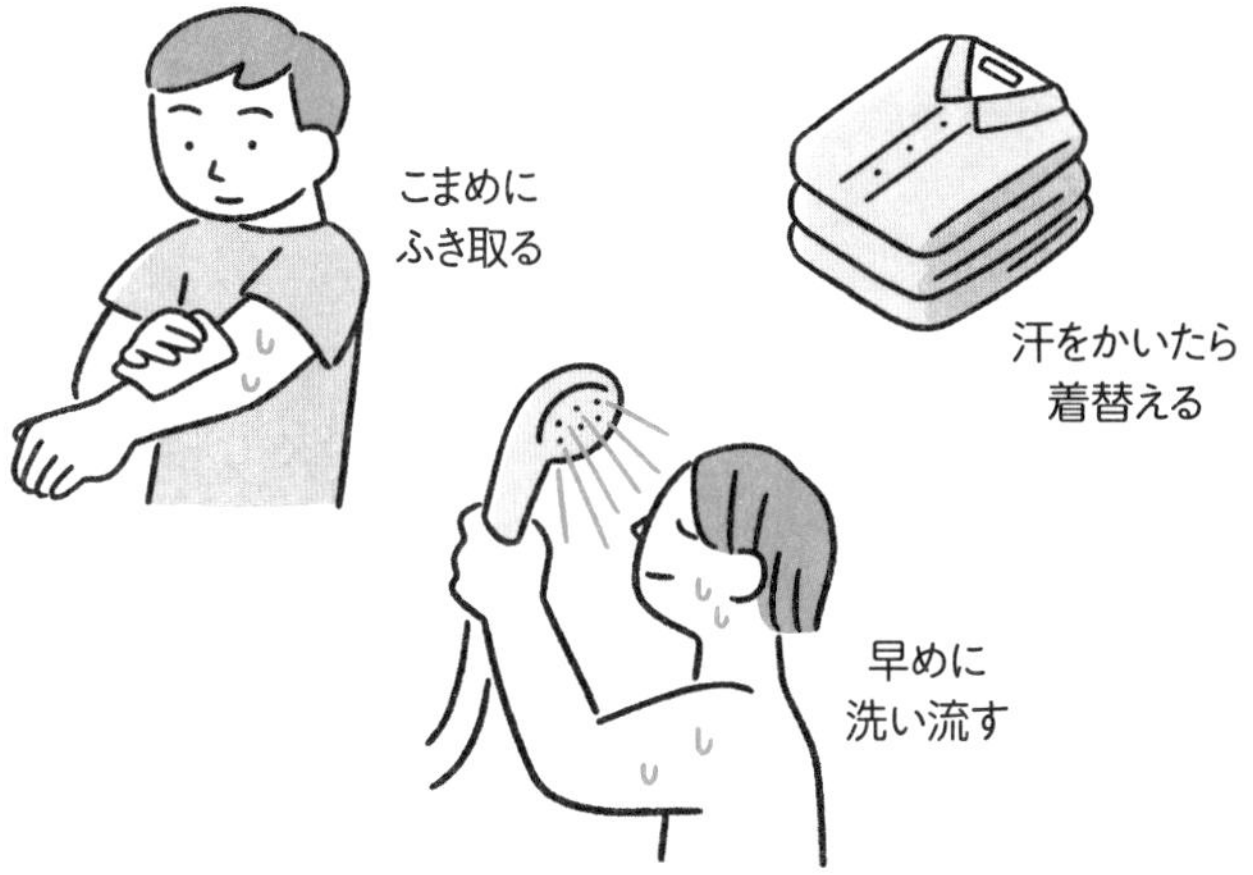

用意しましょう。帰宅したらシャワーで汗を洗い流します。

脇はしわや毛が多く、汗や汚れが溜まりやすいので、洗浄剤をよく泡立ててやさしく洗い、しわに沿ってしっかりすすいでください。汚れなど、体にとって不要なものだけを除去するのがポイントです。

多汗症の治療薬を塗る際には、お風呂上りの清潔な肌に塗ります。脇の消臭剤を使うときも、お風呂上りが効果的です。消臭剤は無香料のものがおすすめです。

Column

わきがは清潔を保って改善。医療的な解決法も

軽度も含めると日本人の10～15%はわきがと言われています。わきがは遺伝性なので、両親がわきがなら、子どももわきがになる可能性が高いです。

わきがのもとになるのはアポクリン汗腺から分泌される汗です。汗そのものは無臭ですが、脇に存在する雑菌に分解される過程で独特の悪臭が発生し、これが原因となるのです。

対策の1つは脇毛の処理です。脇毛は雑菌の巣になりやすくにおいを発しやすいからです。

次に清潔です。殺菌成分（イソプロピルメチルフェノールなど）を含む洗浄剤を使いましょう。

3つ目は殺菌成分や消臭成分（酸化亜鉛など）を含む制汗剤を使用することです。

医療機関で行う治療には、ボトックス局所注射や脱毛、アポクリン腺の破壊などがあります。

PART

8

健やかな
肌と心を保つ
「栄養と生活」

皮膚と腸、脳の深い関係

脳・腸・皮膚は互いに影響し合っています

近年、脳・腸・皮膚は相互に作用し合っていることがわかってきました。まず脳と腸の関係から。脳に精神的なストレスが加わると、視床下部―下垂体―副腎軸（ストレス応答や摂食、睡眠、エネルギー代謝などの体内活動を制御する精神内分泌系の回路、HPA軸とも言う）や、交感神経系を介して腸に伝達され、腸管や腸管のバリア機能に影響を与えて腹痛や下痢、便秘といった不調を引き起こします。逆に、腹痛や下痢、便秘などで腸に異常があると、その不快な刺激が脳に伝えられ、うつや不安といったように、精神状態を悪化させるという相互作用があるのです。また、最近はストレスによって腸内の悪玉菌が増え、悪玉菌が増えると精神状態にも影響を及ぼすという、脳・腸・腸内細菌の相関関係も

脳・腸・皮膚の相互作用

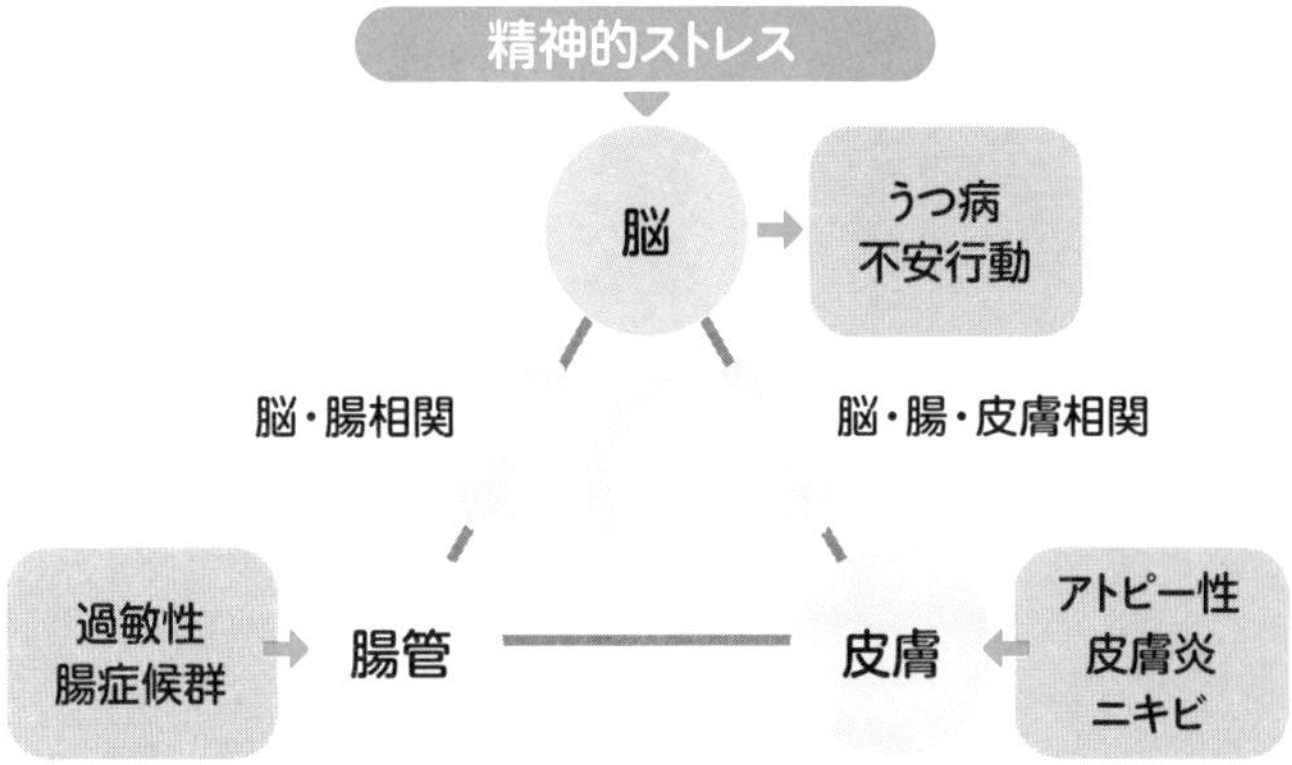

出典：高山喜晴「脳・腸・皮膚の相互作用を利用した精神的ストレスを緩和する機能性食品素材の開発」『生物工学』第97巻第11号（2019）より引用改変

明らかになっています。

次に、脳と皮膚の関係です。当院の患者さんを診ていると、ストレスによって皮膚の状態が悪化するケースが少なくありません。特にアトピー性皮膚炎やニキビの患者さんで顕著にストレスとの関係が見られます。また、アトピー性皮膚炎やニキビの患者さんは、そうでない人と比べて不安や抑うつなどの精神症状を示す割合が高いという報告もあります。

なぜ脳と皮膚に相関関係があるのか、詳細なメカニズムは明らかになっていません。しかし、皮膚の表面にはストレスホルモンの受容体があり、ストレスを受けるとHPA軸が活性化したり、血液中のコルチゾール（抗ストレスホルモン）濃度が上昇したりし、皮膚の機能異常やダメージが生じると考えられます。また、脳がストレスを受けると皮膚のバリア機能が低下し、アレルゲンなどの異物が侵入しやすくなり、炎症性の皮膚疾患が引き起こされることが明らかになっています。皮膚の受けた刺激は、中枢神経系（脳と脊髄）に伝えられることで、ストレスを増幅させます。

脳と腸はつながっている（脳・腸相関）ので、皮膚から伝わったストレスは神経を通して腸まで伝わり、脳、腸、皮膚で悪循環が生じ始めます。

この悪循環を断ち切るにはどうしたらいいのでしょうか。実社会でまったくストレスのない生活を送るのは不可能です。皮膚疾患には、寛解まで時間がかかることも少なくありません。であれば、**アプローチしやすいのは腸です。腸が健康であれば、ストレスの軽減（脳）や皮膚の改善にもつながります。**腸の健康のためには食生活がカギとなります。本章では、皮膚の健康に欠かせない栄養素を中心に、腸から皮膚と心を健やかにする方法をお伝えします。

皮膚と栄養

オーダーメイドの栄養調整で腸から肌と心を健康に

皮膚疾患に合わせた栄養素を摂りましょう

腸内環境を整えれば皮膚の状態も良くなり、精神症状も改善し、心身共に健康な状態になります。腸内環境を整えるために最も重要なのは食生活です。

腸内環境を整える食事とは、糖質（炭水化物）・たんぱく質・脂質（脂肪）・ビタミン・ミネラルの5大栄養素と、食物繊維＋フィトケミカル＋ヒトケミカルを加えた、〝8大栄養素〟がバランス良く含まれた食事です。

ごはんなどの①糖質は消化されてブドウ糖となり小腸で吸収されて血糖となります。血糖は血液によって細胞に送られエネルギー源となります。糖質が不足すると細胞の活動が鈍くなり、生命維持機能が正常に働かなくなります。

皮膚を支える8大栄養素

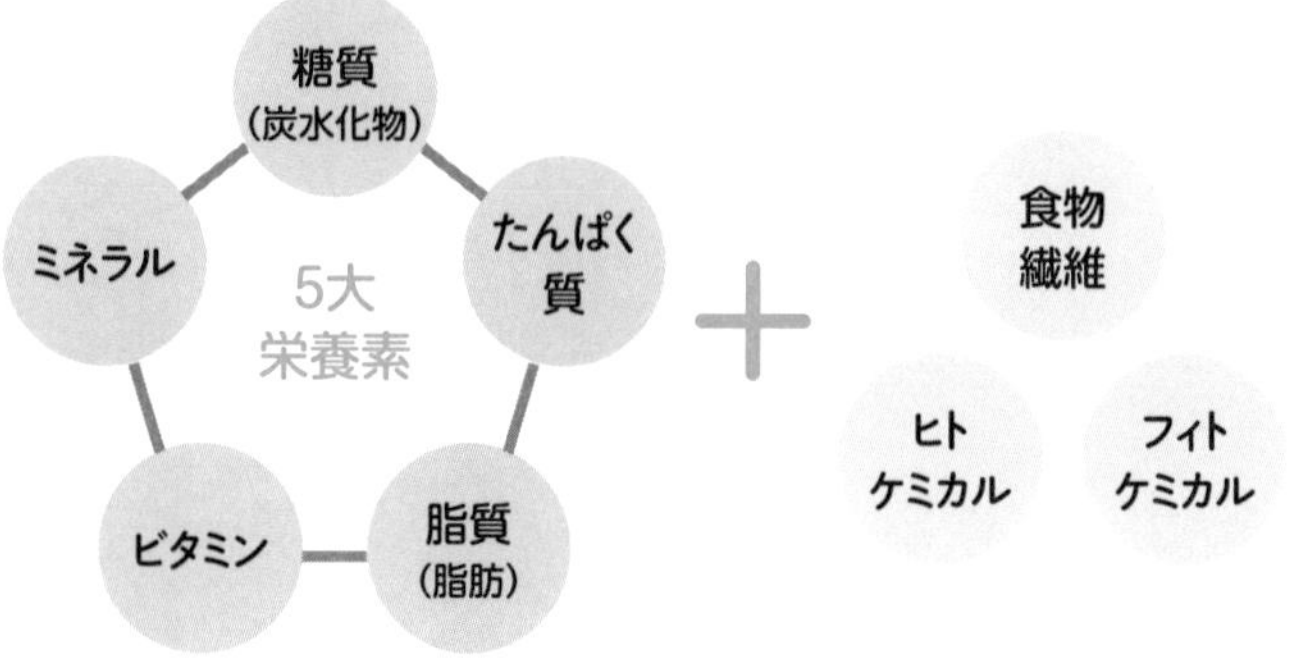

②たんぱく質は肉や魚、乳製品などに含まれます。分解されてできたアミノ酸は皮膚、頭髪、爪を作る材料となるだけでなく、生命を維持するための大切な機能を担う酵素・サイトカイン・ホルモンなどの生成にも重要です。不足すると肌のトラブルが増え、細菌やウイルスに侵されやすくなります。

③脂質は、エネルギー源や、細胞膜、ホルモンの材料ともなる大切な栄養素。脂質が不足すると細胞膜の機能が低下し、肌荒れや髪の毛のパサつきの原因に。脂溶性のビタミンA・D・E・Kが吸収されにくくなるため、体にさ

まざまな不調をきたし、エネルギー不足や免疫機能低下の原因ともなります。

④ビタミンは糖質・たんぱく質・脂質の働きを助け、体の調子を整えます。酵素の働きを補って代謝を円滑にし、皮膚のターンオーバーを正常に保ちます。不足すれば代謝が落ちるので、新しい細胞が生まれにくくなります。

⑤ミネラルは、自然界にたくさん存在しています。中でも人間の体の成長や生命活動を維持するために必要なものを必須ミネラルと言い、カルシウムやリン、カリウム、ナトリウム、マグネシウム、鉄、亜鉛など全部で16種類あります。不足すれば骨や歯、髪の毛の成長を妨げ、貧血などの不調の原因にもなります。かゆみの増悪、脱毛など、皮膚にも深刻な影響を及ぼします。

⑥食物繊維は、血糖値の急激な上昇を抑え、ニキビの悪化を防ぐほか、血管の炎症を鎮めて心筋梗塞のリスクを低減し、血液中のコレステロール値を抑制、腸内で善玉菌を増やし便通を良くするなどの働きがあります。不足すれば腸内環境が悪化し、不調を引き起こして皮膚や心に悪影響を及ぼします。

⑦フィトケミカルとは、主に植物のアクや色素に含まれる栄養素で、代表

的なものにポリフェノールやカテキンなどがあります。強い抗酸化力や抗菌力があり、免疫力向上や老化防止に効果のあることがわかっています。

⑧ヒトケミカルとは、人間が体の中にもともと持っている機能性成分で、たとえばコエンザイムQ10、R－αリポ酸、L－カルニチンの3つがあります。私たちの体の中にはたくさんのミトコンドリア※があり、これが栄養素をエネルギーに変換しています。そのときに、ヒトケミカルが関与しており、健康の維持や運動パフォーマンスの向上、健康寿命の延伸などに役立っています。

これらの栄養素をバランス良く食事やサプリメントで摂ることは、健康の維持だけでなく、脳や皮膚の健康のためにも重要です。ただし、皮膚については、皮膚疾患（肌の不調）ごとに不足しがちな栄養素、予防のために積極的に摂ってほしい栄養素があります。それについては次ページから詳しく述べます。

バランスの良い食事を摂るというベースにプラスαとして、それぞれの皮膚の悩みに合わせたオーダーメイドの栄養調整をしましょう。

※ミトコンドリア＝細胞の中にある小器官。糖質などのエネルギー源と酸素を反応させてエネルギーを生み出す。

アトピー性皮膚炎はビタミンDと鉄で皮膚を正常化

ビタミンDは免疫機能を調整してくれます

ビタミンDは、カルシウムの吸収を促進する働きをするほか、免疫機能を調整し、アレルギー症状を緩和します。また、精神のバランスを整えるセロトニンの分泌を調整する働きもあります。アトピー性皮膚炎などアレルギー性の皮膚疾患はストレスによって悪化することが知られています。ビタミンDを十分に摂ることで、アトピー性皮膚炎の心の安定にも役立つと考えられます。

皮膚に直射日光（紫外線）を浴びると、体内でビタミンDが生成されます。これを「活性型ビタミンD[3]」と呼びます。活性型ビタミンD[3]は骨を作る過程を促進させ、骨量の減少を抑えます。ちなみにアトピー性皮膚炎の治療に用い

おすすめの食品

ビタミンDを豊富に含む食品（100gあたり）

しらす干し（半乾燥）	61µg
紅さけ（生）	33µg
くろまぐろ（脂身・生）	18µg
塩さば	11µg

鉄を豊富に含む食品（100gあたり）

しじみ（水煮）	15.0mg
レバー（豚）	13mg
卵黄	4.8mg
いわし（丸干）	4.5mg

る紫外線は、有効な波長だけを取り出して照射する治療法（PUVA療法・ナローバンドUVB療法）が行われてきました。UVAやUVBと呼ばれる紫外線は炎症を抑える作用があるからです。

活性型ビタミンD_3は、小腸や腎臓でのカルシウムとリンの吸収や、細胞分裂を促進します。さらに、組織のコラーゲン生成も促します。皮膚の細胞が過剰に作られることを抑え（角化抑制）、ターンオーバーを正常化させます。活性型ビタミンD_3の体内での合成量は加齢と共に減るためサプリメントで補う必要があります。

鉄不足は皮膚の酸素不足を引き起こします

鉄は赤血球に多く含まれ、体中に酸素を運びます。鉄が不足すると皮膚や粘膜が酸素不足になり、健康な皮膚や粘膜が作られなくなります。これが、乾燥肌やアトピー性皮膚炎の引き金となります。鉄不足は全身性皮膚そう痒症をきたす場合もあります。また、肌のハリを維持するコラーゲンやエラスチン（結合成分）の代謝にも大きく影響し、合成が低下してコラーゲンが減ります。

鉄には、肉や魚をはじめとする動物性食品に含まれている「ヘム鉄」と、ほうれん草やプルーンなどの植物性食品に含まれている「非ヘム鉄」の2種類があり、ヘム鉄の体への吸収率が10～30％であるのに対し、非ヘム鉄は5％以下。食事で鉄を摂るなら、吸収されやすいヘム鉄が豊富な肉や魚を積極的に取り入れましょう。特にレバーや牛肉、あさり、かつお、ぶり、まぐろはおすすめです。ビタミンCは鉄の吸収を促進するので、レモンを絞ったり、ビタミンCの多い野菜を一緒に摂ったりすると良いでしょう。

かゆみには、ビタミンB群で乾燥肌を改善するのが効果的

皮脂分泌を調整し肌のうるおいをキープします

かゆみを悪化させる一番の理由は乾燥です。乾燥予防に効果的なのがビタミンB群です。ビタミンB群は皮膚（たんぱく質）の代謝により良質なアミノ酸を作るのに必要です。アミノ酸の中には肌のうるおいに重要な天然保湿因子を作る役割を持つものもあります。

ビタミンB群は8種類あります。これらは助け合いながら作用しているため、単独ではなく一緒に摂るほうが効果的です。ビタミンB群を摂れば、皮膚の皮脂分泌をコントロールして、皮脂膜の形成を調整することにより、うるおいのある皮膚をキープする効果が期待できます。ストレスやアレルギーによる炎症を抑えるためにも欠かせない栄養素なので積極的に摂りましょう。

ビタミンB群が不足するとどうなる？

ビタミンB_1	不足すると	疲労感、食欲不振など
	多く含む食品	豚肉、玄米、うなぎ
ビタミンB_2	不足すると	成長障害、口腔内外の炎症、皮膚の炎症、目の充血
	多く含む食品	牛乳、レバー類、のり
ビタミンB_6	不足すると	口角や皮膚の炎症など
	多く含む食品	まぐろ、バナナ、にんにく
ビタミンB_{12}	不足すると	悪性貧血
	多く含む食品	あさり、しじみ、カキ、さんま
ナイアシン	不足すると	皮膚の炎症、下痢、しびれ、脱力
	多く含む食品	かつお、落花生、たらこ
パントテン酸	不足すると	成長障害、しびれ、脱力、消化管異常、皮膚の炎症
	多く含む食品	卵黄、納豆、レバー類
葉酸	不足すると	悪性貧血
	多く含む食品	枝豆、ほうれん草、のり
ビオチン	不足すると	皮膚の炎症、食欲不振、むかつき
	多く含む食品	いわし、大豆、落花生、卵黄

ニキビにはビタミンAで皮脂分泌を抑え、アクネ菌を退治

コラーゲンやヒアルロン酸の生成を助けます

ビタミンAはレチノール、レチナール、レチノイン酸の総称で、脂に溶ける脂溶性のビタミンです。ニキビで悩む人に積極的に摂ってもらいたい栄養素で、皮脂の分泌を抑え、ニキビを悪化させるアクネ菌の増殖を抑制し、炎症を鎮める効果が期待できます。不足すると皮膚の乾燥や角質化、ターンオーバーの乱れを招き、毛穴が詰まりやすくなります。また、シミ、しわ、たるみ、キメの乱れなど肌に多くのダメージを与えます。ビタミンAは肌を美しく保つカギとも言えます。油を含むドレッシングであえてサラダにしたり、炒め物や揚げ物など油で調理したりすると吸収されやすくなります。摂りすぎると体内に蓄積されて過剰症を引き起こすため、摂取目安量を守りましょう。

ビタミンAの1日の摂取目安量

男性		女性	
18〜29歳	600μg	18〜29歳	450μg
30〜49歳	650μg	30〜49歳	500μg
50〜64歳	650μg	50〜64歳	500μg
65〜74歳	600μg	65〜74歳	500μg

ビタミンAを豊富に含む食品（100gあたり）

食品	含有量	食品	含有量
レバー（鶏）	14,000μg	レバー（豚）	13,000μg
うなぎ（かば焼き）	1,500μg	ほたるいか（生）	1,500μg
銀だら（生）	1,500μg	モロヘイヤ（生）	840μg
にんじん（皮つき・生）	720μg	ほうれん草（ゆで）	450μg

円形脱毛症は亜鉛でケラチンの合成を促す

たんぱく質だけでは髪の毛は作られません

髪の毛の主成分はケラチンと呼ばれるたんぱく質で、健康な髪の毛のためには必要不可欠な栄養素の1つです。

そしてもう1つ重要なのが亜鉛です。円形脱毛症の人は亜鉛不足の傾向があることがわかっています。

亜鉛には、髪の毛のもととなる毛母細胞の増殖を促す効果があります。また、たんぱく質の吸収を促したり、たんぱく質からのケラチンの合成を助けたりする働きもあります。言い換えると、いくらたんぱく質をたくさん摂取しても、亜鉛がなければケラチンを合成することはできないということです。

亜鉛が不足するとたんぱく質の合成がうまくいかなくなるため、成長障害や

ケラチンはこうして作られる

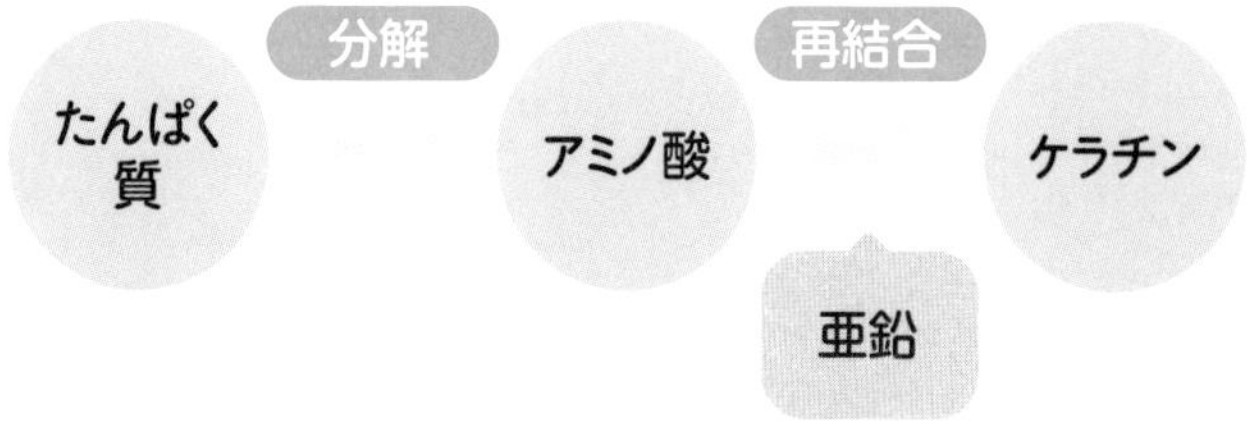

亜鉛を豊富に含む食品

カキ、しらす干し、鰹節、うなぎ、レバー（豚）、牛赤肉、焼きのりなど

皮膚炎、爪の変形、貧血、味覚障害、食欲不振など、さまざまな不調の原因になります。

亜鉛はカキなどの貝類から摂れますが、日常的な食品にはあまり含まれていないため不足しがち。サプリメントで補うことも必要でしょう。

また、カルシウムや食物繊維、タンニン、カフェインと一緒に摂ると吸収が阻害されるため、食べ合わせには注意しましょう。

適度な運動が大切！1日2000歩でも肌と心は喜ぶ

有酸素運動は皮膚の弾力性を高めます

立命館大学スポーツ科学部は、有酸素運動と筋力トレーニングは、どちらも皮膚の弾力性と真皮構造を改善させることを研究で明らかにしました。特に筋力トレーニングは、加齢によって薄くなる真皮を厚くすることが可能とわかり、運動は、皮膚の老化防止にも効果的だと世界で初めて証明しました。

適度な運動は、脳にも腸にも良いことは科学的に立証されています。つまりは皮膚にも良いということですので、ぜひ、次ページで紹介するような簡単な運動を日々の生活に取り入れましょう。ラジオ体操でもかまいません。

ウォーキングは、手軽にできる有酸素運動です。早稲田大学スポーツ科学学術院助教の渡邉大輝氏が65歳以上の高齢者を対象に行った研究によると、1日

皮膚を健やかにする運動

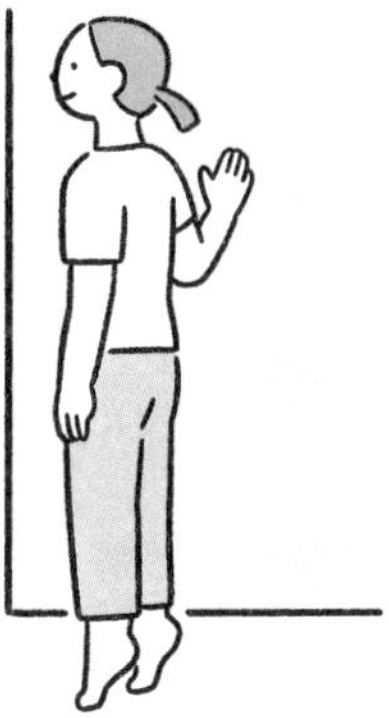

つまさき立ち

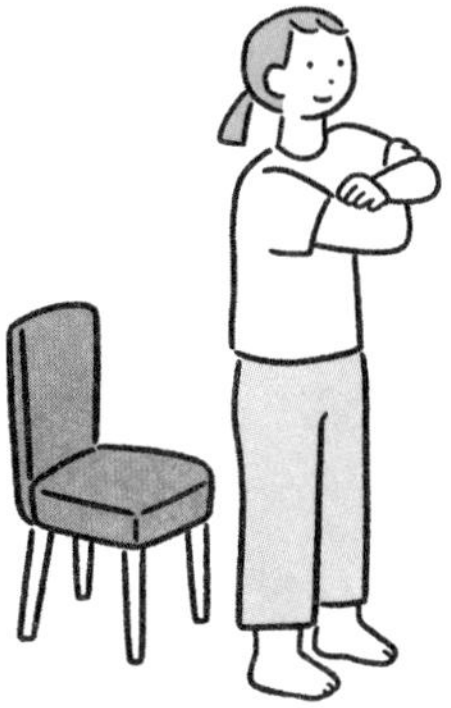

イスからの立ち上がり

５０００歩未満の人が歩数を１０００歩増やすと、死亡リスクが23％低下したものの、７０００歩以上歩いても効果は変わらなかったそうです。厚生労働省は、65歳以上の女性の１日の歩数目標を６０００歩と発表しています。

良質な睡眠も肌と心の健康に欠かせません。睡眠中に分泌される成長ホルモンが、傷ついた細胞を修復し、疲労回復を早めてくれます。また、睡眠中に分泌されるメラトニンは抗酸化作用を持ち、肌細胞の老化を抑えるなど、睡眠は心身のメンテナンスのために重要な意味があるのです。

健やかな肌を保つ習慣が健康寿命を延ばす

長生きには皮膚の健康が欠かせません

皮膚の老化は、「生理的老化（自然現象）＋光老化＋スキンフレイル」によって起こります。生理的老化は防げませんが、ほかの2つは予防できます。

光老化とは、紫外線を長期間浴び続けることでシミ、しわ、たるみができること。日焼け止めや日傘の利用などで、できるだけ光老化を防ぎましょう。

スキンフレイルとは、加齢によって肌が乾燥し、弾力性が失われ、皮膚が薄くぜい弱になっている状態のことを言います。スキンフレイルになると、床ずれや皮膚の裂傷（スキン・テア）が起こりやすくなります。弾力性の低下は、前項で述べたように筋肉トレーニングによって改善することができます。皮膚の乾燥はこれまで述べてきたスキンケア（保湿）で防ぐことが可能です。乾燥はス

スキンフレイル（乾燥）のチェックリスト

- ☑ 1 肌の表面が白い粉をふいている
- ☑ 2 肌の表面に小さい「フケ」のような薄皮がある
- ☑ 3 肌は硬くないが、触れるとチクチクしている
- ☑ 4 肌が硬く、なでるとガサガサしている
- ☑ 5 一部が赤くなっており、押すと消える
- ☑ 6 細かな網目のようなしわがある

当てはまる項目が3つ以上あると、肌が乾燥している証拠。

出典：飯坂真司ほか：地域高齢者に対するスキンフレイルスクリーニングツールの開発と妥当性の評価.日本創傷・オストミー・失禁管理学会誌22(3), 287-296, 2018

キンフレイルを進行させ、一度老化した肌は元に戻すことができません。

皮膚の老化が進んでいる人は、腸からの栄養吸収力が落ちていることが多く、低栄養になりがち。体が弱ってしまうだけでなく、皮膚に栄養が届かないためスキンフレイルが進みます。腸と皮膚はやはりつながっているのです。

バランスの良い食事をし、良質なたんぱく質で弾力性のある皮膚を作り、抗酸化作用のあるビタミンA・C・Eや、コエンザイムQ10、大豆イソフラボン、ポリフェノールを食品やサプリメントで摂り、老化を予防しましょう。

皮膚科医の
選び方

信頼関係を築くのは、医師と患者、二人三脚の作業

知ろうとしてくれる医師と出会ってほしいです

皮膚疾患には、治るまでに非常に時間のかかる難治性のものが少なくありません。しかし、諦めずに根気強く治療をし続ければ寛解にまで持ち込めます。寛解とは、日常生活に支障がないレベルまで皮膚の状態が良くなり、スキンケアだけで皮膚の状態をコントロールできていることです。

今回、体験を話してくださった患者さんに共通するのは、「皮膚の治療には時間がかかる」と理解し粘り強く通院し、医師の指示を真面目に守って治療に取り組み、毎日のスキンケアを継続してくれたことです。ルーティン化した行動が追い込まれた心を強くし、治癒へと導いたのです。地味なことを地道にコツコツ続けたことが寛解につながりました。長くかかりま

したが、最後はみなさん、粘り勝ちされています。

医師としても、「たった1つのニキビでも死ぬほど悩んでいる患者さんがいる」ということを忘れず、「必ず原因を突き止め、治す」という決意と覚悟を持って、患者さんに向き合っています。

当院の非常勤医師で手術を担当している形成外科医の山岡秀司先生は、手術が不安な患者さんの気持ちに寄り添い、ていねいに術式や術後のことを説明しています。山岡先生は、医師という職業について、「教科書通りの治療法ではなく、生活背景などを踏まえて、どのような治療がその人に合っているかを瞬時に見極められる医師が理想」「この先生にかかって良かったと言ってもらえることが一番うれしい」と話します。私も同感です。治療は患者さんと医師との共同作業だと思います。両者の信頼関係があればこそ、難治性の皮膚疾患も快方に向かいます。そのためにも、みなさんにはぜひ、「自分のことを知ろうとし、本当に治そうと考えてくれる」医師と出会ってほしいと思います。

おわりに

「肌の不調に悩んでいたことすら思い出さない」本当のゴールはそこにある

本書を最後までお読みいただき誠にありがとうございました。

本書は「皮膚と心」に焦点をあてた、皮膚に関する本としては、めずらしい切り口だと感じられたのではないでしょうか。

私は人生の半分以上の年数を、皮膚科ひと筋で生きてきました。その結果として見えてきたものがあります。それは、

「心のあり方が健やかな皮膚を創る」
「小さなことや、地味と思えること（正しいルーティン）を地道に続ける肌ケアが穏やかな心を創る」

ということです。

行動が心を創り、心は皮膚とつながっている……。まさに「皮膚は心の鏡」の証明でした。心の疲れは皮膚トラブルを招き、逆に皮膚の異常は気持ちの変化を引き起こします。言い換えれば、患者さんの心が穏やかであれば、皮膚も健やかさを取り戻しますし、皮膚が健康になれば心にも良い影響を及ぼします。

多くの皮膚疾患は治療に長い時間がかかり、いまだ原因が解明されていない病気も多くあります。本書で取り上げた皮膚疾患は、ほんの一部です。長い治療に疲れ「やっぱり治らない」と治療を投げ出したくなるときや、心が折れかけて諦めの気持ちに陥る瞬間がほとんどの患者さんに訪れます。

何事においても、気持ちが落ちてしまうと、自力でそこから這い上がって自分を立て直すことは困難です。肌トラブルも同様です。そんなときに心理的にサポートしてくれる協力者が必要だと思います。

そういったときに、私は患者さんごとにお力添えのアプローチ方法を工夫します。

本書に、その励ましの気持ちを込めました。つらいときこそ本書を何度も開いてください。そこに、悩んでいるあなたに伴走している私の姿やメッセージを見つけていただけると信じています。

こうしている今この瞬間も皮膚科学は目覚ましい進展を続けています。私は本書をお読みくださった、皮膚疾患やかゆみにお悩みの方々に、「私はあなたの皮膚を治すために全力を尽くします」と宣言します。そのための本書です。代わりに私と約束をしてください。

皮膚科医から「治りましたよ」と言われるまでは、諦めずに治療を続けること。

この約束を通じて、治療とスキンケアを習慣化できた瞬間を境に、あなたの皮膚の状態は劇的に良くなっていくと確信します。

そして私がどなたに対しても目指しているゴール「皮膚の異常を治すだけでなく、異常があった記憶さえ消し去る」体験をなされることを祈ります。

最後に、本書をお読みくださり、あらためて心より感謝申し上げます。

うるおい皮ふ科クリニック
院長　豊田雅彦

著者　豊田雅彦（とよだ・まさひこ）

皮膚科医。医学博士。うるおい皮ふ科クリニック院長。日本皮膚科学会認定皮膚科専門医、日本アレルギー学会認定アレルギー専門医、和漢医薬学会評議員、日本研究皮膚科学会評議員、皮膚かたち研究学会理事、日本美容皮膚科学会・日本乾癬学会・日本皮膚免疫アレルギー学会・日本皮膚病理組織学会・日本皮膚悪性腫瘍学会ほか会員。かゆみをなくすことをライフワークに掲げる。現在までに2,000以上の医学論文・医学専門書を執筆。国際皮膚科学会において臨床（2002）と研究（2004）の両部門で単独世界一を受賞（当時世界初）。また、国内外で年間最多250以上の講演会・学会発表・保健所指導を行う。受診患者の99％（年間約3万人）の症状を軽減〜消失に導いた、世界有数の皮膚病・かゆみのスペシャリスト。著書に『新しい皮膚の教科書　医学的に正しいケアと不調改善』（池田書店）、『頑固なかゆみもアトピーも1分肌活で必ずよくなる』（三笠書房）などがある。

うるおい皮ふ科クリニック　https://www.uruoihifuka.com
メディカルエステうるおい　https://medical-este-uruoi.com
豊田雅彦オフィシャルウェブサイト　https://www.toyoda-masahiko.jp
Instagram　@hadakatsusensei　https://www.instagram.com/hadakatsusensei/

原稿協力	石井栄子	**イラスト**	たかまつかなえ
本文デザイン	高橋明香	**編集協力**	岡田直子（有限会社ヴュー企画）
カバーデザイン	喜來詩織（エントツ）	**校正**	株式会社ぷれす

「もう治らない」と あきらめていた アトピー、ニキビ、かゆみ、肌の悩みの治し方

著　者　豊田雅彦
発行者　池田士文
印刷所　萩原印刷株式会社
製本所　萩原印刷株式会社
発行所　株式会社池田書店
〒162-0851
東京都新宿区弁天町43番地
電話 03-3267-6821（代）
FAX 03-3235-6672

落丁・乱丁はお取り替えいたします。

ISBN 978-4-262-12409-4

[本書内容に関するお問い合わせ]
書名、該当ページを明記の上、郵送、FAX、または当社ホームページお問い合わせフォームからお送りください。なお回答にはお時間がかかる場合がございます。電話によるお問い合わせはお受けしておりません。また本書内容以外のご質問などにもお答えできませんので、あらかじめご了承ください。本書のご感想についても、当社HPフォームよりお寄せください。
[お問い合わせ・ご感想フォーム]
当社ホームページから
https://www.ikedashoten.co.jp/

24000002